LES

FRACTURES DU COUDE

CHEZ L'ENFANT

PAR

LES DOCTEURS

DESTOT
Chef de laboratoire du service de radiographie des hôpitaux.

VIGNARD
Chirurgien de la Charité.

BARLATIER
Ex-interne des hôpitaux.

5 PLANCHES HORS TEXTE — 76 RADIOGRAPHIES

PARIS

OCTAVE DOIN ET FILS, ÉDITEURS,
8, Place de l'Odéon, 8 (6e).

1909

LES
FRACTURES DU COUDE
CHEZ L'ENFANT

MACON, PROTAT FRÈRES, IMPRIMEURS.

LES

FRACTURES DU COUDE

CHEZ L'ENFANT

PAR

LES DOCTEURS

DESTOT
Chef de laboratoire du service de radiographie des hôpitaux.

VIGNARD
Chirurgien de la Charité.

BARLATIER
Ex-interne des hôpitaux.

5 PLANCHES HORS TEXTE — 76 RADIOGRAPHIES

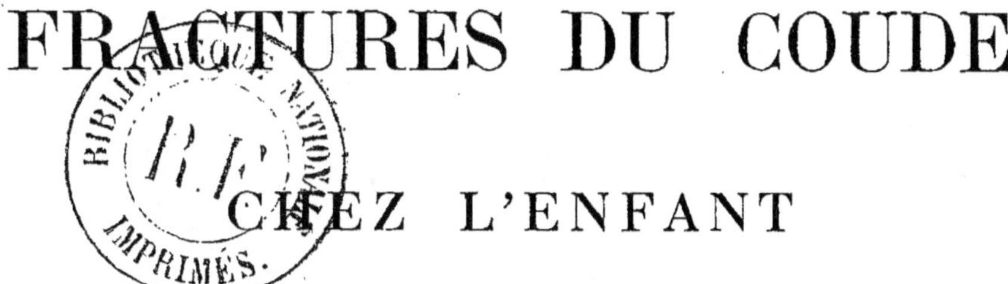

PARIS

OCTAVE DOIN ET FILS, EDITEURS,
8, Place de l'Odéon, 8 (6e).

1909

INTRODUCTION

Comme le fait remarquer le professeur Kirmisson dans son *Précis de chirurgie infantile*, les fractures du coude sont par excellence les fractures des enfants. Est-ce à dire que les traumatismes épargnent le reste de leur squelette? Non sans doute. On observe chez eux des fractures du tibia, du fémur, de la clavicule, des deux os de l'avant-bras, des décollements épiphysaires, mais on voit surtout des fractures de la région du coude. Nous reviendrons au chapitre des définitions, sur la valeur qu'il convient d'attribuer à ce terme un peu général.

Pour l'instant il souligne assez clairement un des principaux facteurs de gravité de ces fractures, puisqu'il laisse entendre qu'elles intéressent l'articulation du coude soit directement, soit par les modifications qu'elles entraînent dans son voisinage immédiat.

On sait, chez l'adulte, le pronostic grave des fractures intra-articulaires et, pour n'en citer qu'une variété très fréquente, on connaît les conséquences fâcheuses de celles qui atteignent l'articulation tibiotarsienne. Chez l'enfant, c'est sur l'articulation du coude que semble se localiser de préférence le traumatisme le plus fréquent à cette époque de la vie : la chute. Un geste instinctif de défense et de protection projette en avant un des membres supérieurs et l'interpose entre le corps et le sol. Le choc transmis de celui-ci à l'épaule s'épuise en grande partie sur l'extrémité inférieure de l'humérus avec laquelle sont en rapport étroit les os de l'avant-bras.

Or, il se trouve que cette extrémité inférieure, en voie de développement et d'ossification, offre un terrain mal préparé pour la résistance, elle se brise et le même fait se produit souvent pour l'extrémité supérieure du radius lequel prend largement contact en bas avec le massif carpien. Humérus ou radius et quelquefois tous deux ensemble se fracturent et le choc poursuivant ses effets entraîne ordinairement en haut et en arrière les deux os de l'avant-bras coiffés du fragment arraché à l'humérus. Du coup, l'articulation du coude se trouve disloquée et la fracture apparaît dès lors comme singulièrement complexe. Sans entrer ici dans des détails anatomiques qui trouveront place ailleurs, il est aisé de comprendre que le traitement de semblables fractures sera particulièrement délicat. Il ne s'agit pas seulement de rétablir la continuité du ou des leviers osseux, il faut que la coaptation des fragments soit absolument parfaite.

Dans une fracture du tibia, du fémur, un léger chevauchement, une orientation un peu défectueuse des fragments peuvent se concilier avec un résultat apparent et fonctionnel parfait. Il n'en va pas de même lorsque le trait de fracture passe en plein dans une articulation ou dans son voisinage immédiat. La chute d'un fragment même minime dans l'intérieur de celle-ci, la saillie anormale d'un bec osseux, l'ossification d'un lambeau de périoste détaché peuvent devenir des obstacles invincibles au jeu normal de l'articulation et constituer une infirmité durable.

On a tenté d'accréditer cette notion que les fractures du coude même mal réduites pouvaient comporter à la longue un résultat fonctionnel satisfaisant grâce à la merveilleuse facilité d'adaptation que présente le squelette chez l'enfant. Cela n'est malheureusement vrai que dans un très petit nombre de cas.

Il faut des conditions particulières pour qu'une fracture du coude pas ou mal réduite n'entraîne chez l'individu qui en est porteur aucune infirmité.

Et même, dans ces cas que l'on peut qualifier de paradoxalement heureux, subsiste toujours une déformation notable et fort disgracieuse du coude. En pratique on ne doit pas compter sur une restauration naturelle des fonctions articulaires.

Le médecin doit y collaborer personnellement et d'une façon active. Pour être efficace son action doit naturellement être basée sur la connaissance exacte des dégâts causés par le traumatisme.

L'étude du mécanisne qui a présidé aux déplacements osseux pourra seule le guider dans l'emploi des manœuvres destinées à coapter les fragments et à les maintenir réduits. Sans doute et surtout depuis l'avènement de la radiographie, les fractures du coude chez l'enfant sont mieux connues et ont pris en pathologie infantile la place et l'importance que comportaient leur gravité et leur extrême fréquence.

Les expériences et les recherches de Kocher, de Broca, la thèse de Mouchet ont mis en évidence bien des points jusqu'alors obscurs ou ignorés. Quelques travaux plus récents encore ont montré que tout n'avait pas été dit sur ce sujet. Dans les études précédentes, on s'était surtout attaché à mettre en évidence les lésions anatomiques et leur traduction clinique.

La question du pronostic et celle du traitement étaient restées un peu dans l'ombre.

Quelle est l'évolution d'une fracture du coude abandonnée à elle-même ou imparfaitement réduite ; en quoi consistent les mauvaises réductions, quel est le meilleur moyen de les éviter, et quel en est le pronostic ; quel est le traitement rationnel d'une fracture du coude, et quelles sont les modifications que l'on doit y apporter suivant l'époque à laquelle on voit la fracture ; autant de problèmes dont la solution présente un intérêt de tout premier ordre. C'est à les envisager que cette étude a été consacrée.

Elle n'a pas été écrite dans le but de résumer, de condenser et de refléter les diverses opinions et l'ensemble des travaux parus sur la question. Sans négliger l'expérience acquise et les efforts de ceux qui nous ont précédés, nous avons surtout tenu à utiliser des documents radiographiques et des observations personnelles.

Leur grand nombre nous permet de supposer que nous avons eu sous les yeux la très grande majorité des cas qui se peuvent rencontrer et qui constituent la pratique courante.

C'est cette pratique dont nous avons essayé de tirer ici l'enseignement, persuadés qu'il vaut mieux apporter une pierre même modeste à un édifice que de remanier et de disposer dans un autre ordre celles que d'autres ont déjà accumulées.

Néanmoins comme étudier et décrire c'est surtout comparer, ceux qui liront cet ouvrage y trouveront un reflet fidèle et une discussion sérieuse des théories et des faits qui se rapportent aux fractures du coude de l'enfant.

Ainsi ce livre ne sera pas inutile à ceux qui veulent les étudier au point de vue scientifique pur et nous espérons qu'il rendra quelques services aux praticiens qui se trouvent journellement aux prises avec les difficultés thérapeutiques qu'elles comportent.

Lyon, le 25 novembre 1908.

LES

FRACTURES DU COUDE

CHEZ L'ENFANT

CHAPITRE PREMIER

DÉFINITION. — CLASSIFICATION. — FRÉQUENCE RELATIVE

On doit comprendre sous le nom de *fracture de coude* les solutions de continuité traumatiques portant au niveau de l'extrémité inférieure de l'humérus et des extrémités supérieures du cubitus et du radius.

L'extrémité inférieure de l'humérus est limitée par une section qui divise la diaphyse transversalement en passant au-dessus de l'épitrochlée et de l'épicondyle. Toute fracture siégeant notablement au-dessus est une fracture du tiers inférieur de la diaphyse. Nous avons éliminé de notre étude ces cas qui ne nous intéressaient pas, car leur évolution est différente de celle de la fracture du coude.

A partir de la deuxième année jusque vers quatorze ou quinze ans, époque où l'ossification est définitive, l'extrémité inférieure de l'humérus est à la fois cartilagineuse et osseuse ; elle est formée d'une région épiphysaire où apparaissent successivement des noyaux osseux séparés les

1

uns des autres et séparés de la diaphyse par des bandes de cartilage.

Les extrémités supérieures du cubitus et du radius sont limitées par une ligne transversale qui passe au niveau de la tubérosité bicipitale du radius et juste au-dessous de l'apophyse coronoïde du cubitus. Quelques fractures de l'enfant peuvent être plus bas placées. Elles intéressent les deux os de l'avant-bras ou bien le cubitus seul et peuvent être compliquées de luxations en avant de la tête radiale, ainsi que nous avons pu l'observer. Ce ne sont pas là des fractures du coude, et nous ne les avons pas envisagées, bien que le dernier type que nous venons de citer réalise en grande partie une symptomatologie que nous retrouverons à propos des variétés étudiées.

Nous définissons ci-dessous les différentes fractures du coude de l'enfant qu'on trouve décrites dans les ouvrages classiques.

A. Fractures de l'extrémité inférieure de l'humérus.

1. *Fracture sus-condylienne*. — Le trait de facture A A (fig. 1) divise l'humérus au-dessus de l'épicondyle et de l'épitrochlée, et sépare deux fragments dont l'un est diaphysaire et l'autre diaphyso-épiphysaire, ce dernier comprenant l'épicondyle, le condyle, la trochlée, l'épitrochlée.

2. *Fracture du condyle externe* (fracture oblique externe). — Le trait de fracture B B (fig. 1) commence au bord externe de la diaphyse, au-dessus de l'épicondyle, et aboutit à la gorge de la trochlée. Il sépare un fragment articulaire qui comprend l'épicondyle, le condyle externe, la lèvre externe de la trochlée.

3. *Fracture de l'épitrochlée* (de l'épicondyle interne de

Kocher). — Le trait de fracture C C (fig. 1) détache l'épitrochlée à sa base, au niveau de son cartilage de conjugaison,
et n'intéresse pas directement l'articulation.

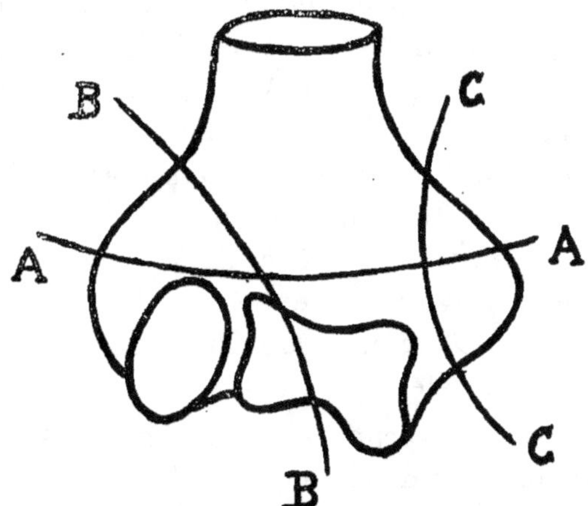

Fig. 1. — A A = sus-condyliennes; B B = fract. du condyle externe;
C C = fract. de l'épitrochlée.

4. *Fracture du condyle interne* (fracture oblique interne).

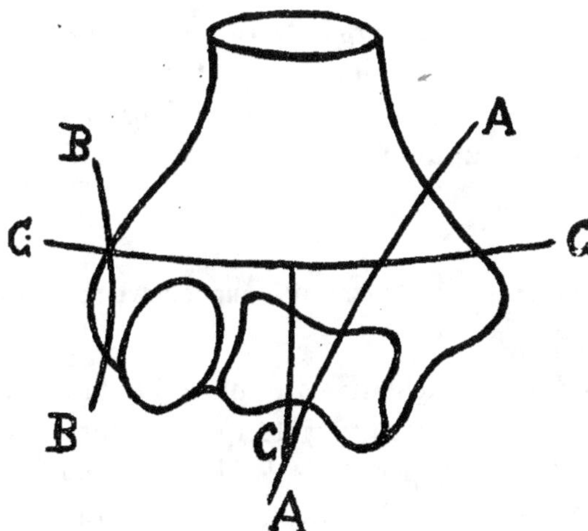

Fig. 2. — A A = fr. du condyle interne; B B = fr. de l'épicondyle;
C C C = fr. sus-condylo-intercondylienne.

— Le trait de fracture A A (fig. 2), comparable à celui
de la fracture oblique externe, commence à un centimètre

au-dessus de l'épitrochlée et aboutit à la gorge de la trochlée en détachant toute l'extrémité interne articulaire de l'épiphyse.

5. *Fracture de l'épicondyle* (de l'épicondyle externe de Kocher). — Elle serait l'homologue de la fracture de l'épitrochlée. Le trait de fracture B B (fig. 2) détache l'épicondyle à sa base.

6. *Fracture sus-condylo-intercondylienne* (fracture en T, en Y, en V). — Le trait de fracture C C C (fig. 2) divise la diaphyse humérale au siège de la sus-condylienne, et sépare en deux fragments l'extrémité inférieure détachée.

7. *Fractures articulaires de Mouchet.* — Elles comprennent trois variétés.

a. *La fracture dia-condylienne de Kocher.* — Le trait de fracture est différent de la sus-condylienne par ce fait qu'il siège plus bas, et divise en leur milieu la trochlée et le condyle huméral.

b. *La fracture isolée de la trochlée.* — Fracture de Laugier (*Archives générales de médecine*, 1853).

c. *La fracture du condyle radial* (décalottement du condyle articulaire de Mouchet). — Le trait de fracture détache sur le condyle radial une calotte cartilagineuse et osseuse sus-jacente à la cupule radiale.

B. Fractures de l'extrémité supérieure du radius.

Une seule variété est décrite chez l'enfant: *la fracture du col radial.* Une autre variété qu'on rencontre quelquefois chez l'adulte : *la fracture de la tête radiale* est ici absolument exceptionnelle. La fracture du col radial est caractérisée par un trait de fracture à direction transversale siégeant au-dessus de la tubérosité bicipitale à égale distance de celle-ci et de la cupule radiale.

C. Fractures de l'extrémité supérieure du cubitus.

On décrit dans ce groupe deux variétés de fractures :

1. *Fracture de l'olécrane.* — La solution de continuité siège à une distance variable de la base de l'olécrane qu'elle sépare transversalement en détachant son extrémité supérieure.

2. *Fracture de l'apophyse coronoïde.* — Celle-ci est exclusivement une fracture détachant le bec de l'apophyse coronoïde.

En énumérant ainsi les différentes variétés des fractures du coude qu'étudient les classiques nous n'avons cité ni les *fractures complexes*, ni les *décollements épiphysaires.*

Sous le nom de *fractures complexes* nous comprenons des types de fractures dont l'anatomie pathologique est moins simple et qui résultent de la combinaison de deux fractures déjà connues. Les cas habituels sont les suivants : *fracture du condyle externe et de la tête radiale ; fracture de l'épitrochlée et du condyle externe.*

Leur intérêt réside tout entier dans l'association de deux fractures et nous les étudions au chapitre consacré à l'anatomie pathologique.

Les *décollements épiphysaires* du coude de l'enfant sont très étudiés par la plupart des auteurs classiques qui les séparent avec raison de la fracture vraie.

Nous faisons, nous aussi, une distinction absolue entre *fracture et décollement* ; mais, mise à part la fracture de l'épitrochlée, qui est un décollement, nous considérons cette dernière lésion comme absolument exceptionnelle. N'en ayant rencontré que de très rares exemples contrôlés par la radiographie, nous ne donnons pas aux décollements l'importance qui leur est généralement attribuée.

Nous ne leur faisons pas une symptomatologie particuculière, encore moins un traitement distinct, nous nous contentons de décrire dans notre chapitre d'anatomie pathologique les caractères anatomiques qui leur sont propres.

Classification des fractures du coude d'après leur fréquence relative. — La longue énumération que nous venons de faire montre qu'on peut rencontrer chez l'enfant de très nombreuses variétés de fractures du coude. Toutes n'ont pas le même intérêt.

Il en est qu'on rencontre très souvent, d'autres sont rares, quelques-unes absolument exceptionnelles. Nous ne parlons évidemment que de diagnostics faits par un examen radiographique.

Parmi les plus fréquentes nous rangeons, comme il est classique de le faire, les fractures de l'extrémité inférieure de l'humérus. Elles comprennent trois variétés qu'on voit à chaque instant : *fractures sus-condyliennes, du condyle externe, de l'épitrochlée.*

D'autres fractures viennent au second rang, ce sont : celles du *condyle interne*, étudiées d'abord par Kocher qui en cite deux cas certains et deux cas douteux. Ce sont encore celles du *col radial*.

A l'exception de Mouchet qui, dans la *Revue de chirurgie* de 1900, a fait une étude de ces fractures, dont il avait réuni onze observations, presque tous les auteurs les considèrent, chez l'enfant, comme une rareté.

L'une et l'autre de ces fractures sont, à notre avis, plus fréquentes qu'on le croit. En ne tenant compte que des malades traités par nous, nous avons sur 70 fractures environ : 4 fractures du col radial, 3 fractures du condyle interne.

Nous plaçons enfin très loin en arrière toutes les autres variétés de fractures déjà citées : en T, en V, en Y ; de l'épicondyle, de l'olécrane, de l'apophyse coronoïde. Elles ont été décrites à une époque pas encore très éloignée où le chirurgien disposait pour faire un diagnostic des seules ressources d'un examen clinique, pratiqué presque toujours sans anesthésie générale. Depuis qu'on utilise la radiographie, moyen de contrôle précis, on ne parle de ces fractures que pour les reléguer dans l'oubli.

L'examen de 150 clichés environ de coudes fracturés d'enfants nous a permis de voir une seule fois une fracture de l'olécrane douteuse et deux fois seulement un écrasement du bec de l'apophyse coronoïde du cubitus (fracture incomplète).

Dans le tableau suivant se trouve une classification des fractures d'après leurs fréquences.

Fractures classiques :

> Sus-condylienne,
> Condyle externe,
> Épitrochlée.

Fractures rares :

> Condyle interne,
> Tête radiale.

Fractures exceptionnelles :

> Épicondyle,
> Sus-condylo-intercondylienne.

Fractures articulaires :

> Dia-condylienne,
> Isolée de la trochlée,
> Décalottement du condyle radial,
> Olécrane,
> Apophyse coronoïde.

Il suffit de consulter les statistiques qu'on trouve dans les mémoires consacrés à l'étude des fractures du coude de l'enfant pour se rendre compte que la fréquence relative des diverses variétés a été appréciée comme nous le faisons.

En 1898, Mouchet, dans sa thèse, a réuni 103 observations de fractures de l'extrémité inférieure de l'humérus comprenant :

39 fractures du condyle externe,
37 — sus-condyliennes,
22 — de l'épitrochlée,
2 — de l'épicondyle,
2 disjonctions épiphysaires de l'extrémité inférieure de l'humérus,
1 fracture en T.

En 1900 il publiait 2 observations de fractures du col radial chez l'enfant et, avec Broca, 6 observations de fractures de l'olécrane. En 1903, la statistique des malades vus par Broca et Mouchet comprenait :

61 fractures sus-condyliennes,
47 — du condyle externe,
25 — de l'épitrochlée,
2 — de l'épicondyle.
2 décollements épiphysaires de l'extrémité inférieure de l'humérus,
1 fracture incomplète du condyle interne,
1 — en T.

On voit, en comparant l'une et l'autre de ces statistiques, qu'en cinq ans Mouchet voyait augmenter très sensiblement le nombre des fractures sus-condyliennes, du condyle externe, de l'épitrochlée.

Il apportait une première observation de fracture du condyle interne et ne voyait pas de nouvelles fractures de l'épicondyle, de nouvelles fractures en T, ni de nouveau décollement épiphysaire.

En 1904 (*Traité des fractures*), traduit par L. Senn, Kocher classe les fractures de l'extrémité inférieure de l'humérus dans l'ordre suivant :

Fractures du condyle externe.......... 14 cas
— sus-condyliennes............ 12 cas
— de l'épitrochlée............ 6 cas

Les fractures en T, en V, en Y, viennent au quatrième rang. Il considère que les fractures du condyle interne sont rares et celles de l'épicondyle exceptionnelles.

Sur une statistique de 60 observations, Judet a vu en 1905 :

> 39 fractures sus-condyliennes,
> 11   —   du condyle externe,
> 10   —   de l'épitrochlée.

Dans sa thèse, (Lyon, 1905), Muller recherchant les consolidations vicieuses des fractures du coude de l'enfant, a revu 66 malades et a noté :

> 36 fractures sus-condyliennes,
> 23   —   du condyle externe,
> 7   —   de l'épitrochlée.

Il n'a pas rencontré d'autres types de fractures.

Nos recherches nous ont conduit à des résultats à peu près semblables. C'est ainsi que sur 95 fractures anciennes que nous avons revues, diagnostiquées par la radiographie, nous avons trouvé :

> 49 fractures sus-condyliennes,
> 28   —   du condyle externe,
> 13   —   de l'épitrochlée,
> 3   —   de la tête radiale,
> 2   —   du condyle interne.

Nous avons eu d'ailleurs à peu près la même proportion relative dans les très nombreux clichés que nous avons examinés et dans les malades que nous avons traités.

Il y a donc peu de différences entre toutes ces statistiques. Quelques auteurs mettent au premier rang les fractures du condyle externe (Kocher, Broca, Mouchet). D'autres, et c'est notre opinion, croient plus fréquente la sus-condylienne. Tout ceci est sans grand intérêt.

On remarquera que les fractures de l'épitrochlée viennent

au troisième rang dans toutes les statistiques avec une fréquence bien moindre que les deux autres variétés. Elles sont incontestablement moins rares qu'on ne l'indique, car beaucoup d'entre elles ne donnent pas lieu à une symptomatologie très nette. Il n'y a pas ou peu de déformation, les douleurs sont minimes, une immobilisation quelconque suffit à la guérison. De la sorte beaucoup de fractures de l'épitrochlée passent inaperçues ou bien, à défaut d'un examen radiographique, sont étiquetées contusions du coude.

Pareille constatation peut encore s'appliquer à la fracture du col radial, souvent peu grave et qui peut être méconnue, si l'on se contente d'un examen clinique.

Nous sommes convaincus que si l'on radiographiait systématiquement tous les coudes contus on verrait avec une plus grande fréquence ces deux variétés de fractures.

CHAPITRE II

DÉVELOPPEMENT DU COUDE

A. Étude théorique du développement du coude.

1. *Développement de l'extrémité inférieure de l'humérus.*
— La plupart des détails ci-dessous sont empruntés au
mémoire très important de Farabeuf [1].

A la naissance et jusqu'au milieu de la deuxième année
l'épiphyse humérale inférieure est entièrement cartilagineuse. Les coupes faites à son intérieur montrent qu'il
n'existe pas encore de noyau d'ossification. La diaphyse
humérale est un cylindre dont l'extrémité inférieure arrondie s'emboîte dans une cupule que forme le cartilage épiphysaire. Cette disposition, que reproduit la figure 3, a pour
conséquence la possibilité d'une lésion que certains auteurs
ont déclaré fréquente, qu'il faut à notre avis regarder
comme rare. C'est *la disjonction épiphysaire totale de l'extrémité inférieure de l'humérus* qu'on peut observer
chez l'enfant avant la fin de la deuxième année mais qu'on
voit exceptionnellement car, même dans le très jeune âge,
le traumatisme fait généralement une fracture et pas un
décollement.

A partir de la troisième année, deux modifications surviennent :

---

1. Farabeuf. *Société de chirurgie*, août 1886.

1° Le cylindre diaphysaire qui s'accroît pousse au milieu de l'épiphyse un prolongement médian qui se dirige vers la gorge de la trochlée.

Cette disposition nouvelle (fig. 4) donne à l'extrémité inférieure de l'humérus une solidité qu'elle n'avait pas précédemment. Elle entraîne une conséquence pathologique sur

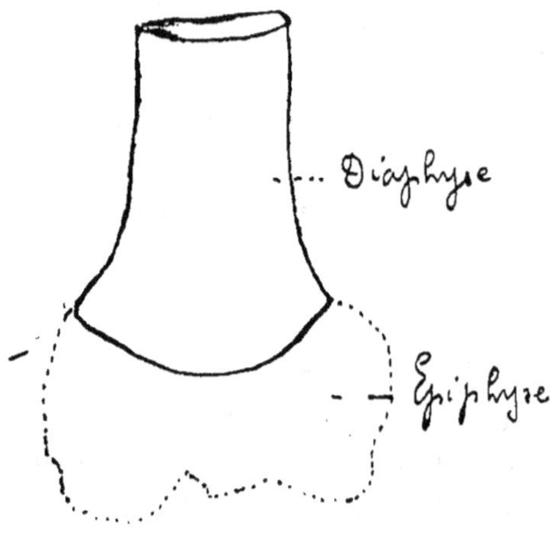

Fig. 3.

laquelle il est utile d'insister. Nous avons dit que jusqu'à deux ans la diaphyse humérale et l'épiphyse cartilagineuse juxtaposées pouvaient être séparées. A partir de la troisième année, le prolongement diaphysaire rend impossible le décollement épiphysaire. La solution de continuité passe inévitablement à travers le prolongement diaphysaire. Il s'agit d'une fracture alors même que la lésion a toutes les apparences d'un décollement pur.

2° La seconde modification est due à l'apparition successive des noyaux d'ossification.

Le premier point apparu est le *noyau condylien*. On le voit à la fin de la deuxième année former un petit centre d'ossification au milieu de la région externe de l'épiphyse. Sa forme est hémisphérique, sa surface convexe est dirigée

vers la cupule radiale dont la séparent l'interligne articulaire et une bande de cartilage. Sa face supérieure, plane
ou très légèrement excavée regarde la diaphyse. Tout petit
au début, ce noyau condylien s'étend en surface à mesure
qu'il augmente de volume. Un cartilage conjugal dont la

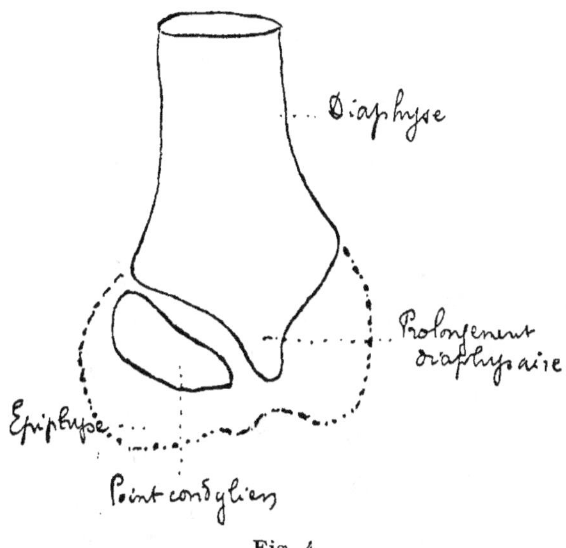

Fig. 4.

hauteur diminue progressivement le sépare du corps de
l'humérus. On le voit également en coupe transversale
(fig. 5) pousser un prolongement interne qui envahit la lèvre
externe de la trochlée.

Un second point épiphysaire apparaît à la fin de la quatrième année. C'est l'*épitrochlée*, qui se montre sur le versant interne de l'épiphyse. Elle augmente rapidement de
volume et forme bientôt un noyau arrondi régulier complètement indépendant, séparé du corps de l'humérus par un
cartilage de conjugaison et séparé du noyau condylien par
le prolongement diaphysaire.

Il faut attendre maintenant la dixième année pour voir
apparaître deux autres centres d'ossification. Le plus précoce

est le *point épicondylien*. Il se montre à la dixième année sur le bord externe de l'épiphyse et s'interpose entre le condyle externe et la diaphyse. Toujours de petit volume, apparu tardivement et se soudant de façon précoce, il conserve pendant un temps très court son indépendance.

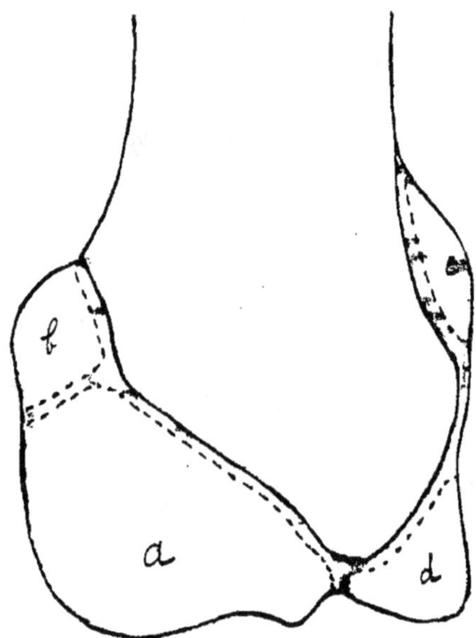

Fig. 5. — a, point condylien ; b, point épicondylien ; c, point épitrochléen ; d, point trochléen.

Le dernier point épiphysaire est le *noyau trochléen*. Comme le précédent il est tout petit. Il apparaît à la douzième ou treizième année, et prend la forme d'un coin osseux qui continue le prolongement diaphysaire dont il est séparé par un cartilage de conjugaison.

Nous résumerons utilement ce que nous venons de dire en étudiant la coupe transversale de l'extrémité inférieure humérale d'un enfant de treize ans.

On y reconnait (fig. 5) :

Une partie centrale qui prolonge la diaphyse en pénétrant

obliquement de haut en bas et de dehors en dedans à travers l'épiphyse.

Tout autour de ce prolongement diaphysaire se disposent les divers noyaux dont nous avons indiqué la date d'apparition. Ils forment deux groupements.

Le groupe inférieur et externe est de beaucoup le plus important. Il comprend trois noyaux *a. b. d.* Le premier est le noyau condylien *a* qui forme le condyle externe et la lèvre externe de la trochlée. Le second est l'épicondyle *b* qui soude à la diaphyse l'extrémité supérieure du condyle. Le troisième est la trochlée *d.* Celle-ci ne forme qu'une partie de la poulie articulaire du coude, uniquement son versant interne. La gorge de la trochlée est formée par le prolongement diaphysaire et nous rappelons que le versant externe est constitué par le bord interne du noyau condylien.

Un seul noyau est situé en dedans du prolongement diaphysaire : c'est l'épitrochlée *c* (fig. 5).

Les premières traces de soudure des divers points épiphysaires se montrent dans le cours de la quatorzième année. Dans le groupement externe, on voit les bandes de cartilage qui séparent les trois noyaux condylien, épicondylien et trochléen perdre de leur netteté et finalement disparaître. Il ne reste plus alors qu'une masse unique séparée de la diaphyse par un cartilage conjugal. Celui-ci, qu'on peut voir sur la fig. 5, se dirige obliquement de haut en bas et de dehors en dedans dans ses trois quarts externes. Arrivé à la gorge de la trochlée, il devient horizontal dans son quart interne.

A mesure que progresse l'ossification, le cartilage de conjugaison est envahi par des travées osseuses et disparaît. Il n'existe plus généralement à partir de la quinzième année.

L'épitrochlée se soude d'habitude plus tardivement, rarement disent les classiques, avant seize ou dix-huit ans, quelquefois à la vingt-cinquième année seulement.

2. *Développement de l'extrémité supérieure du cubitus.* —
La première ébauche de la diaphyse cubitale apparaît au
deuxième mois de la vie intra-utérine. Elle forme un
cylindre osseux régulier qui se prolonge jusque dans l'extrémité supérieure du cubitus qui est osseuse dans la plus
grande partie de sa hauteur.

Sa pointe seule est cartilagineuse.

Aucune modification appréciable ne se produit avant la
douzième ou treizième année. Le cartilage qui forme le
tiers supérieur de la saillie olécranienne et de l'apophyse
coronoïde ne donne naissance à aucun point d'ossification.

Tous les auteurs ne s'entendent pas sur la date exacte
d'apparition du point olécranien. Pour Testut, *Traité d'anatomie*, il apparaît entre la quatorzième et la dix-huitième
année. Pour Prenant, *Traité d'anatomie de Poirier*, il se
montre entre douze et treize ans. Sappey signale l'apparition successive de deux points olécraniens. Le premier
apparaît à partir de quatorze ans, le second, moins important, et nié par la majorité des anatomistes, aurait un développement plus tardif.

De toutes ces descriptions, se dégage ce fait : l'apparition du point olécranien est tardive et toujours postérieure
à la douzième année.

Généralement tout petit, le noyau olécranien surmonte
l'extrémité diaphysaire. Il se prolonge en avant et c'est lui
qui forme le bec de l'olécrane.

Pour Sappey c'est le second point olécranien qui formerait le bec de l'olécrane, mais la majorité des anatomistes nient l'existence d'un deuxième centre d'ossification.

La date de la soudure du point olécranien n'est pas
mieux précisée que celle de son apparition. Il se soude
entre seize et vingt ans pour Testut, entre vingt et vingt-
deux ans pour Prenant.

Il n'existe pas de centre d'ossification distinct pour le
bec de l'apophyse coronoïde. Cependant, John Poland

signale l'existence d'un noyau épiphysaire qui formerait la pointe de l'apophyse coronoïde, mais l'existence de ce second centre d'ossification n'est généralement pas admise.

3. *Développement de l'extrémité supérieure du radius.* — Il est comparable à celui de l'extrémité supérieure du cubitus.

Pendant la vie intra-utérine apparaît l'ébauche de la diaphyse radiale. A la naissance et jusqu'à la sixième année c'est en grande partie le prolongement diaphysaire qui forme l'extrémité supérieure du radius. Celle-ci est, en effet, surmontée d'une bande de cartilage haute de quelques millimètres seulement.

Dans cette bande cartilagineuse apparaît à la sixième année un point d'ossification tout petit. En se développant, celui-ci s'étend en surface, et bientôt forme une lamelle osseuse qui coiffe l'extrémité diaphysaire. Une double bande de cartilage l'entoure et diminue progressivement de hauteur à mesure que s'achève le développement du point osseux épiphysaire.

Vers la quinzième année tout le cartilage a disparu dans l'extrémité supérieure du radius et l'ossification est achevée.

B. — Le développement du coude étudié par la radiographie.

Pour faire connaître de façon plus utile et plus précise le développement du coude, nous avons jugé bon de l'étudier à l'aide de documents radiographiques et de reproduire toute une série de clichés de coudes normaux à différents âges.

Quelques commentaires rendront plus facile la lecture de ces clichés. D'autres auteurs ont avant nous étudié le développement du coude par la radiographie, mais nous ne connaissons aucun travail où cette étude ait été faite très complètement. Nous citerons cependant : un article publié dans les *Annales of Surgery*, année 1900, par Eug. Corson, où sont reproduites deux radiographies très nettes de coudes normaux d'enfants de treize ans ; un article de la *Revue d'Orthopédie*, 1902, de Morin, étude d'essai encore incomplète du développement du coude à l'aide de la radiographie ; la communication que l'un de nous a faite à la Société Anatomique de Paris, 1904, en collaboration avec les Docteurs Viannay et Gallois[1].

Coude d'un enfant de deux ans.

De face. Radiog. I.

Diaphyse humérale régulièrement arrondie. Saillie olécranienne formée par un prolongement de la diaphyse. Extrémité supérieure du radius séparée de la diaphyse humérale par un large espace.

Un seul noyau existe à cet âge, c'est le noyau condylien. Une petite zone opaque grosse comme une tête d'épingle en indique la présence. Un espace clair de deux millimètres environ sépare ce noyau de l'extrémité inférieure et externe de la diaphyse humérale, et un second espace large de un centimètre et demi le sépare également de l'extrémité supérieure du radius.

Coude d'un enfant de trois ans.

De face. Radiog. 2.

L'aspect du cliché est peu différent du précédent. On remarquera que l'extrémité supérieure de l'olécrane déborde l'extrémité inférieure de la diaphyse humérale. Les deux images empiètent l'une sur l'autre. Cela tient à ce fait que la diaphyse a poussé un prolongement en pointe au niveau

---

1. Destot, Viannay et Gallois. *Bulletin de la Société Anatomique*, 1904, p. 434-439.

de la région cartilagineuse. Ce prolongement est celui que nous avons signalé et qui aboutit à la gorge de la trochlée. On remarquera aussi le plus gros volume du noyau condylien qui apparaît ici avec plus de netteté.

Coude d'un enfant de quatre ans.

De face. Radiog. 3.

Tous les détails signalés pour les précédents clichés se retrouvent ici, avec bien plus de netteté. Le noyau condylien est encore seul apparu.

Coude d'un enfant de cinq ans.

De face. Radiog. 4.

Le noyau condylien existe seul encore. La radiographie est semblable aux précédentes. L'épitrochlée n'est pas encore apparue. Fait important à retenir, car il démontre qu'il ne peut pas être question de décollement de l'épitrochlée avant la cinquième année.

Coude d'un enfant de six ans.

De face. Radiog. 5.

En examinant avec attention cette épreuve on reconnaît nettement l'apparition de deux nouveaux points osseux. Sur le bord interne de l'humérus une légère opacité grosse comme une tête d'épingle répond au début d'ossification du point épitrochléen qu'on soupçonne plutôt qu'on ne pourrait le décrire.

Le noyau épiphysaire radial apparaît avec plus de netteté ; il forme une toute petite lamelle osseuse susjacente à l'extrémité supérieure du radius dont la sépare une toute petite ligne claire répondant au cartilage de conjugaison. Le noyau condylien a pris maintenant ses plus grandes dimensions, un espace clair de sept à huit millimètres le sépare du point épiphysaire radial.

Coude d'un enfant de sept ans.

De face. Radiog. 6.

Cette radiographie est semblable à la précédente. On constatera cependant que le noyau épiphysaire radial est moins avancé dans son développement que sur le cliché précédent. De plus, le noyau épitrochléen que nous avons vu apparaître sur le cliché précédent (radiog. 5) est absent. C'est là un exemple évident de la variabilité possible du processus d'ossification, variabilité sur laquelle nous nous proposons de revenir.

Coude d'un enfant de huit ans.

De face. Radiog. 7.

Nous retrouvons les trois noyaux condylien, épitrochléen et radial déjà connus. Le cartilage du condyle externe est diminué d'épaisseur. Il n'est plus représenté que par un espace clair linéaire large d'un millimètre à peine. Les cartilages de conjugaison de l'épitrochlée et du noyau radial sont nettement visibles.

Coude d'un enfant de neuf ans.

De face. Radiog. 8.

Les trois noyaux connus ont acquis ici leur maximum de développement. Les cartilages sont nettement visibles et, par conséquent, aucune trace de soudure n'existe encore.

Ce cliché nous présente deux particularités intéressantes. Tout d'abord, au milieu de l'opacité fournie par l'olécrane, on aperçoit une tache plus foncée à contours ovalaires. C'est un nouveau point d'ossification : le point olécranien.

En second lieu, sur la face externe de la diaphyse, apparaît l'ébauche du noyau épicondylien qui se loge dans une encoche placée à ce niveau.

De profil. Radiog. 8 *bis*.

Le point olécranien existe ici avec une remarquable netteté. Nous remarquons : 1° qu'il est unique ; aucune de nos radiographies ne nous a montré le second point olécranien de Sappey ; 2° qu'il est placé tout à fait à l'extrémité de la saillie olécranienne.

Nous reviendrons bientôt sur l'apparition du noyau olécranien plus précoce qu'on a l'habitude de le dire.

Coude d'un enfant de dix ans.

De face. Radiog. 9.

Il est inutile de commenter cette radiographie, exactement semblable à la précédente en ce qui concerne les noyaux épiphysaires déjà connus. Mais nous signalons comme particularité intéressante de ce cliché l'apparition du noyau trochléen. Ce dernier, vu par transparence à travers la saillie olécranienne, n'est pas très nettement visible. On peut reconnaître son existence dans une zone d'opacité plus grande au travers de l'image de l'olécrane. On remarquera son petit volume et sa situation en dedans du noyau condylien.

Coude d'un enfant de onze ans.

De face. Radiog. 10.

Sur cette radiographie sont visibles les premières traces de la soudure des noyaux épiphysaires. On remarquera que les cartilages de conjugaisons commencent à perdre de leur netteté. Le processus d'ossification envahit ces cartilages. Il nous paraît intéressant de signaler que le noyau condylien, premier à apparaître, est aussi le premier à se souder.

Coude d'un enfant de douze ans.

De face. Radiog. 11.

Mêmes détails que sur les clichés précédents. Soudure plus avancée du noyau condylien. Le point épiphysaire radial commence à se souder.

Coude d'un enfant de treize ans.

De face. Radiog. 12.

L'ossification a fait encore des progrès. Toute l'extrémité inférieure humérale est en grande partie soudée. Les cartilages ont perdu leur netteté, ils sont à peine visibles. Par contre, le cartilage épiphysaire radial est encore très visible. Le cartilage épitrochléen existe à peu près intact.

Coude d'un enfant de quinze ans.

De face. Radiog. 13.

Cette dernière radiographie montre que les extrémités osseuses du coude sont complètement ossifiées, *autant du moins qu'on peut en juger sur un cliché radiographique.*

A partir de la quinzième année on ne voit plus exister de cartilage de conjugaison et tous les clichés que nous avons pu faire sur des adolescents au delà de cet âge nous ont montré la soudure complète des divers points d'ossification

Un seul nous a paru quelquefois faire exception : c'est le noyau épitrochléen, qu'il nous est arrivé de voir encore indépendant sur des coudes de sujets agés de seize et dix-huit ans.

C. Quelques considérations concernant le développement
du coude.

En étudiant aussi longuement le développement du coude et en reproduisant toute une longue série de clichés, nous avons voulu montrer qu'il était très utile, pour le chirurgien, d'avoir sur cette question des connaissances très précises.

Un diagnostic de fracture n'est possible qu'avec le contrôle de le radiographie. Ce point n'est pas contesté; c'est une radiographie bien faite qui permet seule une connaissance exacte de la fracture. Il faut cependant s'expliquer à ce sujet.

La lecture d'un cliché d'une fracture diaphysaire est généralement des plus simples. Avec un peu d'expérience, on reconnaît l'existence d'un trait de fracture ; aucune erreur n'est possible.

Il n'en est pas de même s'il s'agit d'une fracture épiphysaire et d'une épiphyse en voie de développement. Ici la connaissance des dispositions normales est indispensable pour permettre de juger les dispositions pathologiques.

Pour le coude de l'enfant notamment, tout diagnostic radiographique est impossible si le chirurgien ne connaît pas de façon très précise la situation des noyaux épiphysaires, leur forme, leur volume, la situation des cartilages de conjugaison et l'aspect qu'ils prennent sur un cliché.

Beaucoup d'erreurs du diagnostic sont commises et pourraient être évitées avec un peu d'expérience. Nous ne parlons pas des cas où le cliché est défectueux. Il est toujours possible d'avoir à sa disposition une bonne radiographie. Nous parlons des erreurs d'interprétation radiographique dues à la connaissance imparfaite du développement du coude.

Il n'est pas de chirurgien qui n'ait eu l'occasion d'en voir commettre.

C'est ainsi qu'on a pu prendre un cartilage de conjugaison pour un trait de fracture et croire à un fragment détaché lorsqu'il s'agissait d'un noyau d'ossification très normal.

Cette erreur est grossière, mais il ne faut pas oublier que certains diagnostics radiographiques sont très difficiles à faire. On parlait autrefois couramment de décollement épiphysaire, lésion dont on connaît actuellement l'excessive rareté. Ici, pas de trait de fracture ; le cliché montre un noyau épiphysaire légèrement déplacé, un cartilage de conjugaison plus ouvert que normalement. Comment conçoit-on qu'un pareil diagnostic soit possible si le chirurgien ne connaît pas très exactement la position des noyaux et la hauteur des cartilages de conjugaison ?

C'est parce que de pareilles difficultés se rencontrent à chaque instant que nous avons voulu étudier étape par étape le développement du coude et montrer une radiographie pour chaque âge différent.

On pourrait, il est vrai, faire pour une même fracture deux séries de radiographies, de face et de profil, du coude pathologique et du coude sain. En comparant les uns aux autres ces clichés, il serait facile évidemment d'éviter toute erreur d'interprétation. Cette façon de procéder serait l'idéal si le nombre des clichés qu'on est obligé de faire pour chaque malade n'était pas une complication.

A défaut de cette double série de radiographies qu'il peut être très utile de faire dans un certain nombre de cas, les clichés que nous avons reproduits pourront rendre des services, en permettant de se reporter, pour l'interprétation de la radiographie d'un coude fracturé, à la radiographie du coude sain de l'enfant du même âge.

En comparant les renseignements que nous a fourni

l'examen des radiographies aux descriptions des anatomistes, nous avons été conduits à des considérations qu'il
nous paraît intéressant de signaler. Nous avons vu se montrer sur nos clichés les différents points d'ossification à des
époques répondant généralement à celles indiquées par les
ouvrages classiques. Le point olécranien nous a paru cependant se montrer de façon excessivement précoce à un
moment où nous ne nous attendions pas à le rencontrer. Il
est classique de dire qu'il apparaît après la douzième année,
généralement entre douze et quatorze ans (Sappey, Testut,
Prenant), or, si l'on veut bien examiner attentivement le
cliché 8 *bis*, on y verra très nettement l'existence d'un
noyau surmontant la diaphyse cubitale. Nous avons
admis sans hésitation qu'il s'agissait du point olécranien commençant à apparaître chez un enfant de
neuf ans. Plusieurs clichés de coudes sains ou de coudes
fracturés, chez des sujets du même âge, nous ont toujours
montré le même noyau dans la même situation. A plus
forte raison, nous l'avons retrouvé chez des enfants plus
âgés.

Nous sommes en droit de conclure que le point olécranien apparaît généralement dans le cours de la neuvième
année et par conséquent bien plus tôt que ne le disent
d'habitude les anatomistes.

Ce point particulier du développement du coude a été
exposé dans un travail que nous avons inspiré et où nos
documents radiographiques ont été utilisés [1].

M. le professeur Jaboulay a fait à ce travail, et sur ce
point particulier, l'objection suivante :

« On voit, dit-il, sur la radiographie du coude normal
« d'un enfant de neuf ans (Radiog. 8 *bis*), un noyau épiphy-
« saire surmonter l'olécrane.

---

1. GAUDICHON. — *Le développement du coude étudié par la radiographie*, Thèse de Lyon, 1907.

« Ce n'est pas, et ce ne peut pas être le noyau olécranien
« qui n'existe pas encore ; c'est, selon toute probabilité,
« l'image d'un autre noyau qui vient se projeter au-dessus
« de la diaphyse cubitale. Cet autre point épiphysaire est
« le noyau épitrochléen qui se projette en ce point grâce à
« une rotation accentuée de la diaphyse humérale. Tant
« d'anatomistes ont fait des coupes dans l'extrémité supé-
« rieure du cubitus de l'enfant, qu'il serait bien illogique
« de croire qu'ils ont laissé passer inaperçu un noyau épi-
« physaire que la radiographie découvrirait. Une erreur est
« commise par les anatomistes ou les radiographes ; les
« premiers ont observé avec certitude, les seconds ont
« contre eux la possibilité d'erreurs d'interprétation ; c'est
« à eux qu'incombe l'erreur commise. »

Il nous est très facile de répondre.

Admettons qu'il y ait erreur d'interprétation ; ce que
nous prétendons être le noyau olécranien est en réalité la
projection de l'épitrochlée. On accordera qu'en pareil cas
doit arriver un moment, vers la treizième, quatorzième ou
quinzième année, où l'on verra se projeter au-dessus de
l'olécrane deux noyaux épiphysaires, le noyau épitrochléen
qu'on n'aura pas cessé de voir, et le noyau olécranien qui
commencera à se montrer. Le fait est inévitable à moins
qu'on soutienne, chose inadmissible, que toujours, quelle
que soit l'attitude donnée à l'avant-bras, le noyau olécranien
confondra son image avec celle du noyau épitrochléen. Sur
aucune de nos radiographies d'enfants de treize, quatorze
et quinze ans, nous n'avons vu de doubles noyaux surmonter l'extrémité supérieure du cubitus.

On se convaincra très vite, si l'on examine la radiographie incriminée, qu'il n'y a pas eu la rotation forcée de
l'humérus nécessaire pour expliquer la projection de l'épitrochlée sur un plan aussi postérieur. Cette radiographie
est, en effet, très exactement un profil interne du coude,
car le noyau condylien est sur le prolongement exact de
l'axe de la diaphyse.

Pour ne laisser persister aucun doute sur cette question, nous avons fait quelques radiographies qui nous ont permis de conclure qu'il s'agissait bien du noyau olécranien.

1° Nous nous sommes placés dans des conditions ne permettant plus la projection de l'épitrochlée. Nous avons radiographié un coude d'enfant dans la flexion forcée de l'avant-bras et nous avons vu que le petit noyau surmontant l'olécrane suivait exactement celui-ci dans son éloignement de la diaphyse. En raison de la distance séparant le cubitus de la face postérieure de l'humérus, il était impossible de penser que l'image de l'épitrochlée pouvait encore se projeter au-dessus de l'olécrane.

2° Nous avons trouvé parmi nos clichés de fractures du coude quelques-uns où l'on voyait une luxation postérieure complète des deux os de l'avant-bras. Lorsqu'il s'agissait d'enfants ayant atteint leur neuvième année on voyait le noyau olécranien conserver sa situation au-dessus du cubitus.

3° Enfin nous avons radiographié le coude d'un enfant de 10 ans après l'avoir désarticulé et nous avons vu le même noyau olécranien au-dessus du cubitus tandis que l'épitrochlée conservait sa situation normale sur le bord interne de l'épiphyse humérale.

Quelques recherches bibliographiques nous ont permis de constater que d'autres auteurs avant nous avaient vu apparaître le point olécranien à partir de la neuvième année.

Eug. Corson (*Annales of Surgery*) admet la première apparition du point olécranien au voisinage de la dixième année et montre la radiographie du coude d'un enfant de treize ans sur laquelle on voit un volumineux noyau olécranien prêt à se souder à la diaphyse cubitale.

Dans le mémoire que l'un de nous a publié avec les Drs Viannay et Gallois (*Bulletin de la Société anatomique*, 1904) est figuré le schéma d'une radiographie du coude d'un enfant de dix ans et l'on y voit l'existence du noyau olécranien.

Dans la thèse toute récente de Claeys (*Les tumeurs blanches du coude chez l'enfant*, Paris, 1907), nous avons vu une très belle radiographie du coude d'un enfant de sept ans, sur laquelle se constate très nettement le début du noyau olécranien qui commence à apparaître.

Nous pourrions encore citer l'atlas de radiographie tout récent de Grashey, Béclère et Jangeas. La radiographie du coude normal d'un enfant de cinq ans est figurée planche 37. Les auteurs y notent l'apparition du point olécranien ; mais il est aisé de se rendre compte qu'il y a confusion et que le point d'ossification qu'ils désignent sous ce nom est tout simplement le noyau épitrochléen.

C'est vers la quinzième année que commence à se souder le point épiphysaire olécranien. Nous l'avons vu quelquefois conserver encore son individualité chez des sujets de seize et dix-sept ans. Mais le plus habituellement à cette époque sa soudure est complète.

PLANCHE I. — *Développement du coude.* — Coudes normaux d'enfants de deux à quinze ans.

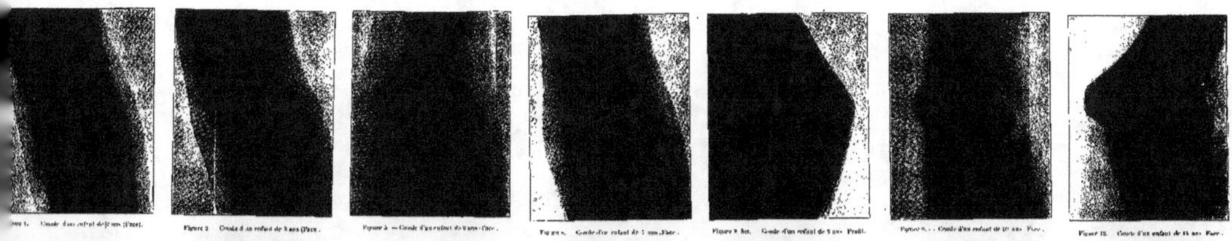

Figure 1. — Coude d'un enfant de 2 ans (Face).
Figure 2. — Coude d'un enfant de 3 ans (Face).
Figure 3. — Coude d'un enfant de 4 ans (Face).
Figure 5. — Coude d'un enfant de 5 ans (Face).
Figure 5 bis. — Coude d'un enfant de 5 ans (Profil).
Figure 9. — Coude d'un enfant de 10 ans (Face).
Figure 12. — Coude d'un enfant de 14 ans (Face).

Figure 8. — Coude d'un enfant de 1 ans (Face).
Figure 4. — Coude d'un enfant de 4 ans (Face).
Figure 7. — Coude d'un enfant de 8 ans (Face).
Figure 6. — Coude d'un enfant de 9 ans (Face).
Figure 10. — Coude d'un enfant de 11 ans (Face).
Figure 11. — Coude d'un enfant de 12 ans (Face).
Figure 13. — Coude d'un enfant de 15 ans (Face).

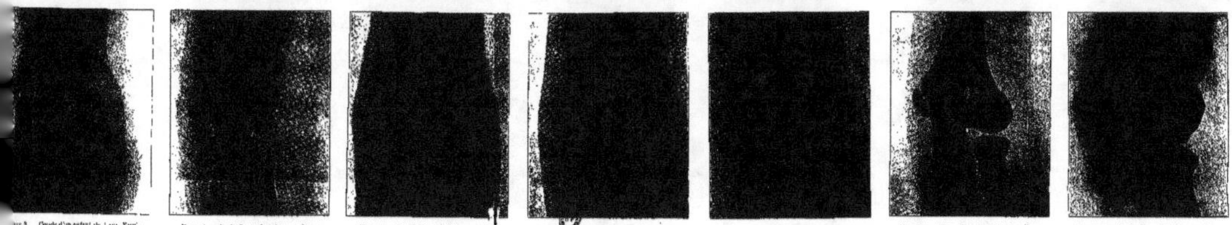

CHAPITRE III

EXAMEN CLINIQUE — EXAMEN RADIOGRAPHIQUE D'UNE
FRACTURE DU COUDE CHEZ L'ENFANT

Il est de toute nécessité, si l'on veut se placer dans les meilleures conditions de traitement, d'apporter le maximum de précision au diagnostic de la fracture. Cette précision n'est obtenue que par un examen clinique soigneux, fait avec méthode, et contrôlé par un cliché radiographique.

Il faut compter, dans cet examen clinique, rencontrer un certain nombre de difficultés qui sont un obstacle très sérieux.

On obtient des renseignements peu précis par l'interrogatoire de l'enfant. On apprend qu'il est tombé, bien plus rarement qu'il a reçu un choc direct sur le coude. Faire préciser les conditions exactes du traumatisme, l'attitude du membre supérieur au moment de lachute, est généralement impossible.

Le premier soin du chirurgien doit être d'examiner attentivement le coude fracturé. Il se placera en face de l'enfant, examinera à la fois, et par comparaison, de face et de profil, le coude sain et le coude malade. Cet examen lui permettra de reconnaître si l'axe de l'humérus prolongé rencontre le pli du coude à sa partie moyenne, ou bien s'il existe une luxation latérale externe ou interne de l'avant-bras. En pareil cas, le coude paraît déplacé en masse, en dedans ou en dehors, et l'extrémité inférieure de la diaphyse humérale vient faire saillie sur un des bords de l'articulation, soulevant parfois la peau et prête à la déchirer. Cette luxation latérale peut ne pas exister et, notamment, lorsqu'il s'agit de fracture parcellaire du condyle ou de l'épitrochlée, on peut voir comme seule déformation une saillie anormale d'un fragment déplacé plus ou moins apparente.

L'examen de profil doit compléter cet examen de face. On connaît l'attitude très caractéristique de la luxation postérieure du coude. L'articulation est épaissie dans le sens antéro-postérieur ; une saillie plus ou moins nette, due au relief de l'olécrane et surmontée d'une encoche, existe à la face postérieure de l'humérus, tandis que la diaphyse est plus ou moins proéminente sous les téguments de la face antérieure. Les fractures du coude de l'enfant et surtout celles qui détachent en totalité l'épiphyse présentent très souvent et très nettement cette déformation qu'il est facile de voir.

Quelle que soit la déformation du coude, elle est généralement très apparente si le traumatisme est récent. Plus tard, au deuxième ou troisième jour, survient un gonflement qui efface les saillies exubérantes ; des ecchymoses commencent à se montrer, quelquefois très étendues jusqu'à la partie moyenne de l'avant-bras et du bras, d'autres fois très localisées et susceptibles de renseigner par leur situation sur l'existence et le siège probable de la fracture.

Bien voir son malade doit être la première préoccupation du chirurgien. En disposant convenablement l'enfant, en se plaçant soi-même dans de bonnes conditions, il n'est pas rare de noter une déformation qui oriente dans la voie du diagnostic et guide dans l'exploration.

Pour fournir des renseignements utiles, la palpation de l'articulation malade doit être faite avec soin et avec méthode.

Ici surviennent des difficultés. L'enfant se prête mal à un

examen local, la docilité lui fait défaut et, quand on provoque quelques douleurs en le palpant, il se défend, contracte ses muscles et rend impossible le travail du chirurgien. Il ne faut pas en pareil cas s'acharner à palper quand même. On fera œuvre bien plus utile en endormant son malade.

Quelques gouttes de chlorure d'éthyle suffisent, car il n'est pas besoin d'une anesthésie de longue durée. On profitera des quelques minutes de résolution musculaire complète pour palper librement l'articulation et les surfaces osseuses voisines. Procéder ainsi est tellement simple qu'on ne doit pas, pour peu qu'il s'agisse d'un diagnostic difficile, refuser au malade le bénéfice d'une anesthésie.

L'exploration doit être conduite de la façon suivante : On commence par rechercher ses points de repère sur l'articulation malade. On se place en face de l'enfant; en maintenant d'une main l'avant-bras, on cherche à reconnaître par l'extrémité des doigts de l'autre main les trois saillies : épitrochlée, épicondyle, olécrane. A l'exception de l'épitrochlée généralement facile à percevoir, les trois autres saillies sont de trop faible volume pour être d'un palper facile. On peut éprouver de grosses difficultés si le gonflement du coude et les ecchymoses sous-cutanées sont considérables, comme le fait existe dans les fractures datant de quelques jours.

On se rappellera que sur un avant-bras en extension les trois saillies osseuses sont sur une même ligne droite. Toute modification dans les rapports de ces trois points de repère est le fait d'une luxation isolée du cubitus ou du déplacement d'un fragment interne ou externe de l'épiphyse humérale.

Il faut apporter le même soin à l'examen des extrémités supérieures des os de l'avant-bras. Il est facile d'explorer le cubitus dont le bord postérieur et l'extrémité supérieure sont très superficiels et très accessibles.

Il est bien plus difficile de rechercher les lésions qui peuvent exister du côté du radius. On y parviendra en plaçant la paume de la main sur le bord externe de l'avant-bras de l'enfant et en enfonçant l'extrémité des doigts sous le bord libre des muscles épicondyliens. A moins d'ecchymoses très étendues et de gonflement très considérable, l'extrémité supérieure du radius sera reconnue si l'on fait exécuter avec l'autre main quelques légers mouvements de pronation et de supination à l'avant-bras malade.

Il n'est pas rare de voir passer inaperçues, faute d'un examen attentif, une fracture du col radial ou bien une luxation isolée de la tête radiale, lorsque ces lésions compliquent une autre fracture : du condyle externe ou de l'épitrochlée par exemple. Tout le pronostic dépend en pareil cas d'un diagnostic complet. Ce serait une erreur de croire que ces lésions de la tête radiale sont exceptionnelles et sans importance. On les voit, au contraire, assez fréquemment, si bien qu'on ne doit se déclarer satisfait par son examen qu'autant qu'on aura senti rouler sous le doigt l'extrémité supérieure du radius en place sous le condyle externe. On conçoit évidemment, sans qu'il soit utile d'insister outre mesure sur ce point, qu'une pareille exploration ne puisse être fructueuse qu'à la condition d'être faite sous anesthésie générale. On comprend encore qu'il sera toujours bon d'examiner par comparaison le coude sain de l'enfant et le coude fracturé.

En endormant le malade on se prive évidemment d'un signe excellent de fracture, chez l'adulte tout au moins : la douleur provoquée aux points où les surfaces osseuses sont brisées. On doit chez l'enfant se dispenser de rechercher ce signe. Si l'on constate un fragment détaché, basculé en position anormale, on a plus de renseignements qu'il n'en faut pour affirmer la fracture.

Deux autres symptômes peuvent servir très utilement au diagnostic de la fracture : la mobilité anormale et la crépitation osseuse.

Dans toute fracture récente, surtout d'un des condyles et à moins d'un engrènement relativement rare, il est possible de saisir entre les doigts un fragment de plus ou moins gros volume qu'on peut mobiliser sur les plans sous-jacents. Il suffit pour cela de prendre à pleine main et d'immobiliser le coude, tandis qu'on saisira entre deux doigts de l'autre main le fragment détaché auquel on imprimera des mouvements dans différents sens. En recherchant cette mobilité anormale, il n'est pas rare d'obtenir en même temps de la crépitation osseuse. Elle est obscure le plus souvent et donne l'impression du frottement de deux surfaces cartilagineuses l'une contre l'autre. Mais on doit savoir qu'elle peut manquer lorsque les fragments ont basculé et ont perdu tout contact avec les surfaces osseuses voisines. Tel est le cas de certaines fractures du condyle externe à grand déplacement et de certaines sus-condyliennes avec embrochement musculaire par l'extrémité inférieure de la diaphyse.

On pourrait enfin compléter cette exploration en recherchant les mouvements anormaux de latéralité se passant au foyer de la fracture. On remarquera qu'en agissant ainsi on exagère le déplacement des fragments. Ceci est tout particulièrement net lorsqu'il s'agit de fractures uni-condyliennes de l'humérus. En portant en masse l'avant-bras du côté opposé on fait bâiller le trait de fracture qu'on peut reconnaître de cette façon avec plus de facilité.

Si procéder de la sorte peut servir au diagnostic, nous pensons qu'une telle manœuvre n'est jamais recommandable. On a toute chance d'exagérer les lésions et les déchirures périostiques sans bénéfice certain pour le diagnostic. Il était utile de signaler le danger de cette mobilisation intempestive et brutale que ne justifient jamais les difficultés de l'examen clinique.

Examen radiographique.

Nous venons de donner quelques aperçus cliniques sur la façon dont devait être conduit méthodiquement l'examen d'un coude d'enfant.

Les difficultés sont nombreuses. Elles tiennent à des conditions anatomiques : existence d'un pannicule adipeux qui cache les reliefs osseux. Pour une grosse part elles relèvent aussi du gonflement articulaire et de la complexité de la fracture, dont certains détails échappent nécessairement à l'exploration la plus soigneuse. Elles sont enfin la conséquence de l'indocilité de l'enfant, lorsque le chirurgien n'a pas recours à l'anesthésie générale.

Réduit aux seules ressources de la clinique, un diagnostic risque fort d'être incomplet. Certaines déformations sont évidemment caractéristiques d'un type de fracture et, si l'on ajoute aux renseignements fournis par l'inspection ceux que donne une exploration méthodique et complète, on peut, dans des cas simples, faire un diagnostic qu'on vérifie par la suite. Le diagnostic le mieux fait laisse malgré tout persister un point un peu obscur.

A plus forte raison si la fracture est complexe, s'il s'ajoute des lésions secondaires telles que fissures irradiées vers l'articulation, l'examen clinique est insuffisant pour permettre un diagnostic. On se heurte à des difficultés telles qu'on doit recourir à un autre mode d'exploration, qui devient un moyen de contrôle : *la radiographie.*

Insister sur la nécessité de faire un cliché pour toute fracture du coude ne veut pas dire qu'il faille se dispenser d'un examen clinique ou reléguer celui-ci au second plan. La clinique conserve ses droits mais la radiographie n'en est pas diminuée ; elle est un moyen de contrôle dont on ne doit jamais se passer.

Elle permet souvent de corriger des erreurs et toujours elle est indispensable, car même en confirmant un diagnostic déjà fait, elle sert au chirurgien en donnant une précision mathématique à ses constatations.

Direction du trait de fracture, irradiations secondaires, sens du déplacement et position exacte du fragment sont vus nettement. C'est alors qu'on peut commencer utilement le traitement.

On sait combien sont fréquentes les réductions défectueuses. Si la radiographie sous plâtre donnait des images très nettes, le chirurgien aurait le moyen de prévenir sûrement les non-réductions dont dépendent ultérieurement les mauvais résultats. Par malheur les clichés ainsi obtenus manquent généralement de netteté lorsqu'il s'agit de fractures d'enfants et lorsque le plâtre est d'une certaine épaisseur.

Si l'on veut obtenir des renseignements certains d'une radiographie faite sous plâtre, il est utile de procéder en deux temps. Dans un premier temps le chirurgien place quelques bandes roulées autour du membre, juste en nombre suffisant pour maintenir momentanément les surfaces osseuses en contact. Lorsqu'il a vérifié la coaptation exacte des fragments en radiographiant son malade, il complète l'immobilisation en renforçant le plâtre et en faisant un appareil définitif.

Pour retirer de la radiographie tous les avantages qu'elle peut donner, il est évidemment nécessaire de se placer dans de bonnes conditions d'exécution des clichés.

Nous ne parlerions pas des détails de technique s'il n'y avait pas précisément dans ces détails des faits intéressants à signaler.

Le coude de l'enfant est formé anatomiquement de régions osseuses, de régions cartilagineuses et de noyaux en voie d'ossification, c'est-à-dire qu'il entre dans sa constitution des parties dont la densité et la résistance à la pénétration des rayons X sont différentes. Pour que tous les détails d'une radiographie de coude soient vus avec netteté, il faut employer des tubes très doux. Les ampoules d'ordinaire en usage sont munies d'un régulateur. On pourra pratiquement régler l'ampoule de la façon suivante : on placera la main entre elle et l'écran ; on examinera l'image obtenue. L'ampoule est utilisable lorsque les contours de la main se verront assez nettement et lorsque, sur un fond généralement sombre, se détacheront à peine les images osseuses.

Avec des tubes amenés à ce degré de mollesse, le temps de pose est forcément long ; il faut compter avec l'indocilité de l'enfant et souvent on fera bien de recourir à l'anesthésie générale.

Pour avoir des clichés comparables les uns aux autres, il est utile de radiographier l'avant-bras et le bras dans les mêmes attitudes.

Deux radiographies pour la même fracture sont indispensables dans presque tous les cas : une face et un profil. Leur comparaison permet de voir tous les déplacements.

La radiographie de face est obtenue dans l'extension complète, l'avant-bras et le bras reposant sur la plaque, par leur face postérieure.

On remarquera que dans cette attitude le cubitus seul est en contact intime avec la plaque sur toute sa longueur, l'extrémité supérieure du radius en est distante par un léger espace.

La seconde radiographie est un profil interne ; le bras et l'avant-bras reposant sur leur bord interne, ce dernier en flexion moyenne et la main en pronation. Dans ces conditions les images du radius et du cubitus chevauchent l'une sur l'autre à leur extrémité supérieure ; avec un cliché bien fait, ce chevauchement ne nuit pas du tout à la netteté des images.

Bien souvent la difficulté de faire exécuter des mouvements articulaires à cause de la douleur provoquée et de la contracture musculaire ne rendra pas possible l'attitude de l'avant-bras en demi-flexion. S'il le faut, on endormira l'enfant pour rendre possible cette attitude. Bien souvent on passera outre, et on se contentera de radiographier le profil interne fait dans la position qui paraîtra la meilleure. Pour n'être pas parfait, le cliché n'en sera pas moins très utile et généralement d'une interprétation facile.

Il est un dernier point dont il faut connaître l'importance, c'est la question de la position de l'ampoule.

Celle-ci doit être placée de telle façon que le rayon incident vienne tomber au milieu de l'interligne articulaire. Pour obtenir cela, on prendra soin de se servir du fil à plomb ou du cylindre localisateur. C'est là un détail de technique de la plus grande importance. En ne repérant pas exactement son ampoule, on obtiendrait des images très déformées dûes à l'obliquité des rayons incidents.

Pour faire mieux apparaître l'importance de ce repérage de l'ampoule, nous prendrons un exemple et nous verrons ce qui se passe dans l'image des cartilages de conjugaison lorsque la position donnée est bonne ou lorsqu'elle est défectueuse. Dans le premier cas, les cartilages se montrent sur le cliché sous forme de bandes demi-teintées dont les dimensions faciles à mesurer sont égales proportionnellement aux dimensions qu'elles ont sur le vivant. Dans le second cas, les conditions changent. Si l'ampoule est brachiale plutôt qu'anti-brachiale les bandes cartilagineuses seront réduites. Est-elle au contraire placée au-dessus de l'avant-bras et à distance du bras, les mêmes images s'allongent, donnant aux cartilages des proportions démesurées.

Ces deux positions de l'ampoule sont également défectueuses et entraînent, comme double conséquence, une moins grande netteté des images due au chevauchement osseux et surtout des images fausses, et par suite inutilisables.

On a beaucoup parlé, jusqu'à ces dernières années, des erreurs imputables à la radiographie, en invoquant la déformation des images due au plus ou moins grand éloignement et à la direction de la source lumineuse. Ce reproche est parfaitement justifié, mais uniquement dans le cas où l'opérateur s'est placé dans des conditions techniques défectueuses ; il ne s'adresse pas à la méthode dont on peut attendre des renseignements très sûrs si on sait l'utiliser.

Avec des connaissances exactes du développement du coude et un peu d'expérience, la lecture d'un cliché est aisée. Des erreurs d'interprétation peuvent être commises ; la responsabilité en incombe au chirurgien qui n'a pas su voir ou n'a pas su tirer des conclusions exactes de ce qu'il a vu.

Dans quelques ouvrages récents, il est facile de trouver des exemples de ces erreurs d'interprétation.

On trouve dans les *Cliniques* de Broca (p. 103) une longue discussion sur les modifications qui surviennent, à son avis, dans les rapports du condyle huméral et de la tête radiale lorsque l'avant-bras passe de l'extension complète à la flexion complète.

Broca fait la remarque suivante : « Les radiographies d'un coude faites dans l'extension de l'avant-bras montrent, entre le condyle et la tête radiale, l'existence d'un espace clair qui n'existe plus lorsque l'avant-bras est placé dans la flexion. » Il en conclut qu'on ne doit pas admettre la transmission des chocs à l'extrémité inférieure de l'humérus, lorsque l'avant-bras est complètement étendu. C'est pourquoi il rejette ce mécanisme dans la pathogénie des fractures du condyle externe. Mais il admet, le contact de la cupule radiale et du condyle étant intime dans la flexion, que celui-ci peut se fracturer par des chocs portant au niveau de la cupule radiale.

Il appuie d'ailleurs ses constatations radiographiques sur l'autorité des anatomistes tels que Poirier et Delbet.

Cette argumentatiou de Broca nous paraît, sans aucun doute, reposer sur une erreur d'interprétation radiographique.

Dans une thèse ancienne, Brossard (Thèse de Lyon, 1884) a montré que la cupule radiale prenait contact sur le condyle huméral quelle que soit l'attitude donnée à l'avant-bras. Nous lui empruntons la phrase suivante : « Si on pratique sur les membres congelés des coupes longitudinales passant par l'extrémité inférieure de l'humérus et supérieure des deux os de l'avant-bras, l'intimité de contact entre les surfaces articulaires est complète, quelles que soient les positions données à l'avant-bras par rapport au bras. »

L'un de nous, en collaboration avec le docteur Gallois [1], a montré que le contact était intime entre la cupule radiale et l'humérus, et que la transmission se faisait ainsi directement de l'humérus au carpe par la tige radiale.

La radiographie n'est pas en désaccord avec les constatations qu'on peut faire sur des coupes congelées.

Tous les clichés montrent bien l'interposition d'une bande claire dans l'extension complète entre la cupule radiale et le condyle ; sa hauteur diminue à mesure que la flexion est plus complète ; puis la tête radiale paraît chevaucher sur l'extrémité inférieure de l'humérus sans interposition d'un espace clair.

Admettra-t-on qu'il existe en pleine articulation, entre le radius et le condyle, un espace libre que rien ne viendrait combler, ou que remplirait un liquide synovial? L'hypothèse est inadmissible. Cet espace clair que montrent les clichés est incontestablement une bande de cartilage vue dans toute sa hauteur quand l'avant-bras est dans l'extension, et qui paraît ne plus exister quand le coude est fléchi.

En collaboration avec le docteur Viannay, l'un de nous a montré que la radiographie, dans ce cas particulier, n'était pas en défaut. Les deux coudes d'un cadavre d'enfant étaient radiographiés dans l'extension, l'un revêtu de ses

<hr>

1. Destot et Gallois, *Rev. de chirurgie*, 10 octobre 1898.

parties molles, l'autre soigneusement disséqué, et les extrémités articulaires encore pourvues de leur cartilage, mais séparées, puis remises en contact. Les deux clichés ont été exactement semblables et on pouvait vérifier qu'il y avait contact intime entre l'extrémité supérieure du radius et le condyle, et que l'espace clair vu sur le cliché répondait à des bandes de cartilage. Renseignements radiographiques et constatations anatomiques se complétaient mutuellement.

CHAPITRE IV

ÉTIOLOGIE ET MÉCANISME DES FRACTURES DU COUDE

Les fractures du coude sont l'apanage de l'enfant chez lequel elles sont très fréquentes.

Elles sont rares, au contraire, chez l'adolescent et l'adulte. Elles sont surtout très différentes par leur anatomie pathologique et leurs symptômes, et ne réalisent plus le type clinique que nous étudions ici.

Une statistique de Bruns [1] citée dans la thèse de Lebourgeois (Paris, 1903-04) montre la fréquence relative des fractures du coude suivant l'âge du sujet. Elle peut se résumer de la façon suivante :

Sur cent factures de toutes sortes qu'on peut rencontrer chez des sujets âgés de moins de dix ans, dix environ sont des fractures de l'extrémité inférieure de l'humérus. La proportion est au contraire de un pour cent seulement si l'on s'occupe uniquement des fractures de l'adulte.

1° *Age du sujet.* — Les fractures du coude chez l'enfant n'ont pas la même fréquence aux différents âges. Elles sont rares au cours des deux premières années. Jusqu'à ce moment les épiphyses sont entièrement cartilagineuses, et en raison de leur élasticité elles peuvent recevoir les chocs et les transmettre sans se briser. Elles forment un coussi-

1. Bruns. *Die Lehre von der Knochenbrüken : Deutsche Chir.,* 1886.

net dépressible où les pressions viennent s'amortir. De plus l'enfant de cet âge est moins exposé aux traumatismes qui font habituellement la fracture.

Elles ont leur maximum de fréquence entre trois et quatorze ans. C'est en effet pendant cette période que s'achève le développement du coude.

2° *Sexe.* — Il n'est pas douteux que la fracture du coude soit plus fréquente chez le petit garçon, plus exposé que la petite fille aux traumatismes. C'est « affaire de turbulence » ainsi que le dit Broca.

3° *Conditions étiologiques.* — Il est très rare que la fracture du coude de l'enfant soit la conséquence d'une traction brusque avec mouvement de torsion, exercée sur l'avant-bras. Chez le tout jeune enfant qu'on soulève par la main pour lui faire franchir un obstacle, on peut créer par ce mécanisme la *subluxation de la tête radiale en avant* qui caractérise la lésion étudiée sous le nom de *pronation douloureuse.* Le même mécanisme ne s'applique pas à la fracture.

Il est également très rare que le coude de l'enfant se fracture à la suite d'un choc direct.

La cause habituelle est un choc indirect transmis aux extrémités articulaires.

En interrogeant l'enfant, on apprend en général qu'il est tombé, le plus souvent de sa hauteur, rarement d'un lieu élevé.

Ce qui se passe au moment de la chute peut être expliqué facilement. Lorsque l'enfant est tombé, il a le plus souvent cherché à se protéger en portant l'avant-bras en avant, et plus ou moins écarté du corps.

Dans ces conditions, la main est venue la première s'appliquer sur le sol. A ce moment deux faits sont possibles : ou bien le choc est tout entier reçu par la paume de la main.

Par l'intermédiaire de l'éminence thénar et de la tige radiale, les pressions se transmettent directement à l'extrémité inférieure de l'humérus qui se fracture en des régions différentes, suivant l'attitude du membre supérieur. Ou bien la main ne fait que s'appliquer pendant un temps très court sur le sol ; l'enfant, entraîné par le poids du corps, roule sur son membre supérieur et le coude vient dans un second temps se contusionner sur le sol. *Même dans ce dernier cas, ce n'est pas au choc direct que succède la fracture.* Celle-ci s'est produite avant que le coude ait été contusionné, pendant la phase très courte où le poids du corps agit sur le membre supérieur tandis que la paume de la main prend appui sur le sol.

4° *Pathogénie*. — Différentes théories sont invoquées pour expliquer le mécanisme des fractures du coude. On peut faire intervenir :

a. *La contraction musculaire.*

b. *L'arrachement ligamentaire.*

c. *Les pressions transmises par l'intermédiaire des os de l'avant-bras.*

De toutes ces théories, la première, celle qui fait intervenir la contraction musculaire, est certainement la moins satisfaisante. On ne voit pas de fractures du coude de l'enfant succéder à la contraction musculaire. L'arrachement ligamentaire peut jouer un rôle, mais toujours accessoire. La cause principale est plus simple et fait intervenir uniquement des conditions mécaniques, c'est-à-dire des pressions s'exerçant en sens inverse sur l'articulation du coude et sous un angle différent suivant l'attitude du membre au moment de la chute. Tout se réduit en somme à deux forces ; l'une est le poids du corps transmis par l'intermédiaire de l'humérus, l'autre est la résistance du sol agissant par la tige radiale. Contraction musculaire et tension des ligaments ont un rôle très effacé ; elles interviennent en rendant possible la transmission des pressions, grâce à l'immobilisation des surfaces articulaires, qu'elles maintiennent en contact.

Il semblerait que le mécanisme de la fracture dût être élucidé complètement par l'expérimentation, mais on peut dire de cette dernière qu'*elle n'a pas donné, à beaucoup près, les résultats qu'on attendait.* Kocher est un des auteurs qui ont le plus expérimenté. Il a obtenu un certain nombre de fractures par des pressions et des chocs, et par des mouvements de flexion et d'extension forcés, en immobilisant l'humérus dans un étau, après avoir débarrassé de leurs parties molles les os de l'avant-bras et du bras.

Ces conditions d'expérimentation sont aussi différentes que possible des conditions réalisées en clinique. Il n'est donc pas étonnant que les résultats obtenus ne soient pas les mêmes. Par exemple un type de fracture suscondylienne réalisé par l'expérimentation, la fracture par flexion, est en pratique absolument exceptionnelle, et les exemples qu'on en cite sont en général discutables.

Il ne faut pas oublier que l'expérimentation ne tient pas compte des différences de résistance, d'élasticité et de tonicité des tissus morts et des tissus vivants. En produisant une fracture par des pressions continues et progressivement croissantes, on néglige également le rôle important que jouent dans le mécanisme habituel la vitesse et la brusquerie du choc.

L'expérimentation n'est applicable à la pathogénie des fractures qu'autant qu'elle réalise les conditions cliniques. En dehors de ce cas elle ne peut donner que des résultats faux en permettant d'obtenir sur le cadavre des lésions inconnues dans la pratique.

1. Fractures sus-condyliennes.

Étiologie.

Age. — La fracture sus-condylienne est très fréquente à partir de la quatrième année. Entre quatre et quinze ans elle est le type habituel.

Au-dessous de quatre ans elle est rare ; mais il ne faudrait pas croire que chez le tout jeune enfant elle soit exceptionnelle et que toujours la solution de continuité soit un décollement épiphysaire.

Nous avons vu des fractures sus-condyliennes très classiques chez des enfants de deux ans et demi ; Mouchet cite également trois observations chez des sujets de quatre ans, deux ans et vingt-deux mois.

L'étiologie habituelle de la sus-condylienne est *une chute sur la paume de la main, l'avant-bras étant en demi-extension et plus ou moins écarté du corps.*

La chute directe sur le coude est une cause bien plus rare. S'il en est fait mention dans un certain nombre d'observations c'est qu'en général on s'est borné à enregistrer la réponse de l'enfant sans réfléchir que la contusion du coude est secondaire et succède toujours à un premier choc que reçoit la paume de la main qui heurte le sol la première.

La fracture par choc direct sur la face postérieure de l'humérus est exceptionnelle.

Résultats expérimentaux.

Broca et Mouchet ont obtenu cette fracture sur des cadavres d'enfants de quatre à quinze ans en immobilisant l'humérus dans un étau et en portant dans l'extension forcée l'avant-bras placé en supination.

Kocher distingue deux types de fractures que lui a fournis l'expérimentation :

a. *La sus-condylienne par extension.* — Obtenue en portant dans l'extension forcée la diaphyse humérale, l'épiphyse inférieure étant elle-même fixée dans un étau. On remarquera l'analogie du mode d'expérimentation de Broca et Mouchet et de Kocher. Les deux premiers obtiennent la fracture en portant l'avant-bras dans l'extension forcée. Kocher arrive au même résultat en incurvant en arrière l'humérus dont l'extrémité inférieure est fixée.

b. *La sus-condylienne par flexion.* — Elle est obtenue :

1° Par flexion forcée de la diaphyse humérale, l'épiphyse étant fixée.

2° Par abduction et rotation en dehors des os de l'avant-bras, la diaphyse restant immobile. Cette rotation, dit Kocher, rappelle le mécanisme de la flexion parce qu'on fléchit ainsi la trochlée, qui représente la masse principale de l'humérus, autour de l'articulation radio-humérale qui reste fixe.

3° Par percussion sur la face inférieure de l'articulation du coude fléchi. C'est encore le mécanisme de la flexion, car l'extrémité inférieure de l'humérus est normalement incurvée en avant et les pressions que transmet l'olécrane produisent la fracture en exagérant cette courbure.

Mécanisme.

Deux théories peuvent être invoquées pour expliquer le mécanisme des fractures sus-condyliennes.

1° *L'arrachement ligamentaire.* — C'est une théorie ancienne. Elle est soutenue par Pingaud [1]. Elle fait intervenir l'action des ligaments articulaires qui arracheraient

---

1. *Dictionnaire des sciences médicales.* — Article : coude.

l'extrémité inférieure de l'humérus dans un mouvement
d'hyper-extension forcée de l'avant-bras succédant à la
chute sur la paume de la main. Entraîné par la capsule,
le fragment épiphysaire basculerait derrière la diaphyse.

La même théorie pourrait s'appliquer également au cas
où la chute a lieu sur le coude, car il suffit d'admettre que
l'avant-bras fléchi est en même temps écarté du corps
lorsqu'il vient heurter le sol.

Dans une telle attitude le traumatisme tend à luxer en
dehors les extrémités supérieures du cubitus et du radius.
Le contact des surfaces articulaires restant intime ce sont
les ligaments latéraux internes qui se tendent les premiers
et arrachent l'extrémité épiphysaire.

Broca et Mouchet soutiennent cette même théorie qu'ils
appuient sur des arguments anatomiques. L'extrémité
supérieure du cubitus emboîtée dans la trochlée est le
point fixe autour duquel bascule l'épiphyse en se détachant.

2° *Les pressions transmises à l'humérus par l'extrémité
supérieure des os de l'avant-bras.* — Cette théorie est
exposée dans la thèse de Dehais (Thèse de Paris, 1895).
Elle est défendue surtout par Kocher.

On peut remarquer qu'il est des objections qui se présentent d'elles-mêmes à la théorie de l'arrachement ligamentaire. Les considérations anatomiques sur lesquelles
elle s'appuie ne sont nullement démontrées. Rien ne prouve
que les ligaments du coude de l'enfant aient une résistance
telle qu'ils puissent arracher les extrémités inférieures de
l'humérus. D'autre part il suffit de se rappeler quelques
détails d'anatomie pathologique de la sus-condylienne. Le
trait de fracture est souvent situé dans la plus grande
partie de son trajet au-dessous de l'insertion de la capsule
articulaire et de plus on ne peut pas s'empêcher de constater qu'il passe précisément dans la partie la moins résistante de l'extrémité inférieure de l'humérus, formée par
les cavités olécraniennes et coronoïdiennes.

On doit en conclure *a priori* que c'est au siège de la sus-condylienne qu'on fracturerait l'humérus en agissant sur lui par des chocs directs ou indirects.

Voyons comment intervient l'action des os de l'avant-bras, agents de transmission des pressions.

Au moment de la chute l'enfant porte la main en avant ; c'est le cas habituel, le seul que nous envisageons. Le choc est reçu par la paume de la main et se transmet par l'éminence thénar et la tige radiale à l'extrémité inférieure de l'humérus. Ce qui se produit alors est facile à comprendre. L'avant-bras est en demi-flexion ; la cupule radiale presse d'avant en arrière sur l'extrémité inférieure de l'humérus et, de plus, le poids du corps augmenté par la hauteur et la vitesse de chute agit en sens inverse sur la diaphyse qui tend à se porter en avant. Il peut arriver chez l'adolescent, comme le fait a lieu chez l'adulte, que les os résistent. Si la force du traumatisme est suffisante, la capsule et les ligaments se déchirent ; la dislocation articulaire se produit ; c'est la luxation simple sans fracture concomitante.

Chez l'enfant les conditions sont différentes. Les os ont une résistance moindre ; il suffit que les ligaments maintiennent en contact les surfaces articulaires pour que l'extrémité inférieure de l'humérus se brise précisément au point ou elle est la plus faible. Les pressions se continuant transportent le fragment détaché en arrière de la diaphyse.

La fracture sus-condylienne de l'enfant est l'homologue de la luxation postérieure du coude de l'adulte. L'étiologie et le mécanisme sont les mêmes ; si les lésions anatomiques qui en résultent sont différentes, cela tient à la structure des os qui dans un cas résistent et dans l'autre se laissent fracturer.

Les conditions dans lesquelles se produit la chute ne sont pas toujours les mêmes. L'axe suivant lequel se transmettent les pressions est différent si l'avant-bras est écarté ou rapproché du corps et plus ou moins fléchi sur le bras. Le siège du trait de fracture et surtout le sens du déplacement ne sont pas les mêmes dans tous les cas.

Nous adressons à la théorie de l'arrachement ligamentaire, en plus des quelques objections précédemment faites, le reproche suivant :

C'est une théorie qui résulte de l'expérimentation et n'est pas conforme au mécanisme clinique. Dans le mouvement d'hyper-extension forcée que Broca et Mouchet font exécuter à l'avant-bras pour produire la fracture sus-condylienne, les ligaments peuvent intervenir et arracher l'épiphyse. Nous ne discutons pas ce fait. Mais il ne faut pas oublier que ce n'est pas dans l'hyper-extension de l'avant-bras que se produit cliniquement la fracture. Le coude est demi-fléchi et, dans cette attitude, avant d'agir sur les ligaments, les pressions agissent sur les surfaces articulaires en se transmettant de l'une à l'autre grâce à leur contact intime.

Nous n'admettons pas l'arrachement par les ligaments dans le mécanisme de la sus-condylienne. Nous accordons tout au plus qu'ils jouent, de même que la contraction musculaire, un rôle accessoire en maintenant en contact les extrémités osseuses voisines.

A la suite de la fracture sus-condylienne se placent tout naturellement quelques considérations étiologiques et pathogéniques sur le décollement épiphysaire en masse de l'extrémité inférieure de l'humérus.

Une question d'âge domine toute l'étiologie de cette lésion. Le décollement épiphysaire total est possible jusque vers l'âge de trois ans ; au delà, pour des raisons anatomiques, il n'existe plus. (Voir développement du coude.)

C'est également une lésion très rare ; sur dix fractures du coude chez des enfants n'ayant pas dépassé quatre ans, Mouchet a vu seulement deux décollements épiphysaires en masse *avec radiographies l'une et l'autre discutables.*

Broca dit n'avoir observé qu'un seul décollement épiphysaire.

Joüon (*Rev. d'orthopédie*, 1902) rapporte une observation semblable avec contrôle radiographique chez une fillette de seize mois.

Nous-mêmes n'en avons qu'un seul exemple.

Nous réservons évidemment le nom de décollement épiphysaire aux disjonctions simples non compliquées d'un arrachement osseux parcellaire.

Le décollement épiphysaire est une lésion qu'il est très facile de produire expérimentalement.

Curtillet (Thèse de Lyon, 1891) l'a obtenue très fréquemment par hyper-extension forcée du coude sur des cadavres d'enfants nouveau-nés. Mouchet et après lui Joüon ont eu les mêmes résultats en expérimentant de la même façon sur des cadavres d'enfants de trois ans et demi au maximum.

L'expérimentation n'éclaire pas très nettement le mécanisme clinique. On voit le décollement épiphysaire succéder généralement chez l'enfant à une chute sur la paume de la main, le coude étant à demi-fléchi comme le fait a lieu pour les fractures sus-condyliennes.

Ce n'est pas un mouvement d'extension forcée de l'avant-bras qui détache le cartilage. Le principal rôle est joué par les pressions transmises de l'avant-bras appuyé sur le sol à l'extrémité inférieure de l'humérus. Le mécanisme est le même que celui de la fracture sus-condylienne.

2. Fracture du condyle externe.

Étiologie.

Age. — Comme la sus-condylienne la fracture du condyle externe est fréquente entre la quatrième et la quinzième année. Au-dessous de quatre ans elle est très rare.

La cause habituelle de cette fracture est une chute sur la paume de la main, l'avant-bras étendu et écarté du corps.

Il peut arriver que l'enfant tombe en maintenant le membre supérieur rapproché du tronc. Dans ces conditions le point d'appui de la main sur le sol se fait pendant un temps très court et l'enfant entraîné par sa chute roule sur son membre supérieur qui reste étendu sous lui. Le coude porte alors des traces de contusions directes, *mais il ne s'ensuit pas que la fracture soit due à ces contusions*. Le mécanisme est le même que dans le cas précédent. La fracture par choc direct est une exception chez l'enfant à cause du faible volume des saillies articulaires.

Résultats expérimentaux.

La fracture du condyle externe a été obtenue :

1º Par choc direct sur le bord externe de l'humérus, l'avant-bras et le bras reposant sur la table par leurs faces internes. — Austric (Thèse de Paris, 1889).

2º Par adduction de l'avant-bras, Reynes (Thèse de Montpellier, 1894), Broca et Mouchet, en immobilisant l'humérus dans un étau et en portant en adduction forcée l'avant-bras placé en extension et supination.

3º Par pressions sur l'extrémité inférieure de l'humérus, Kocher.

a. Par pressions directes de bas en haut. Dans ce cas le condyle externe cède le premier, car il est moins résistant que la trochlée.

On remarquera qu'en expérimentant sur un humérus débarrassé de ses parties molles et séparé des os de l'avant-bras, Kocher s'est placé dans des conditions telles qu'on ne peut en déduire rien de précis sur le mécanisme clinique de la fracture.

b. Par pressions exercées sur la face antérieure du condyle externe ; ce mode d'expérimentation plus conforme à la clinique a été utilisé par Senftleben et par Kocher.

Mécanisme.

La fracture de cause directe n'existe pas chez l'enfant.

Il faut également rejeter la fracture par *contraction mus-culaire* admise par Malgaigne et par Reynes. Les muscles épicondyliens insérés sur le bord externe de l'humérus ne peuvent pas arracher le condyle.

Deux théories sont exposées dans les ouvrages classiques.

1° *L'arrachement ligamentaire.* — Broca et Mouchet défendent cette théorie et expliquent la fracture de la façon suivante :

Au moment de la chute, l'avant-bras étendu et écarté du corps tend à basculer en dedans. Le ligament latéral externe est tiraillé et joue le rôle principal dans l'arrachement du condyle sur lequel il est inséré. Les os de l'avant-bras interviennent dans cette fracture de façon très accessoire. L'extrémité supérieure du cubitus et en partie la crête sig-moïdienne qui pressé sur la lèvre externe de la trochlée four-nissent un point d'appui pour faciliter l'arrachement liga-mentaire du condyle. Si la chute a lieu sur la paume de la main, le mécanisme qu'invoquent Broca et Mouchet est le même. C'est le mouvement de bascule de l'avant-bras en dedans qui tend le ligament latéral externe qui à son tour arrache le condyle.

2° *Les pressions transmises au condyle par l'extrémité supérieure des os de l'avant-bras.* — La transmission des pressions se fait de façon différente suivant l'attitude de l'avant-bras.

Si le coude est fléchi et si le choc est reçu par la face postérieure de l'olécrane celui-ci tend à basculer en dehors et fait sauter le condyle par pression sur la lèvre externe de la trochlée, — Dénucé, Forgues (dans la thèse de Reynes), Kocher.

Lorsqu'au contraire l'avant-bras est étendu, la paume de

la main heurte le sol et les pressions se transmettent du carpe à l'articulation du coude.

La tige radiale forme l'axe suivant lequel se propage le choc et la cupule radiale vient presser sur le condyle externe et le détache.

Reynes et Kocher admettent ce mécanisme. Nous avons dit sur quels arguments anatomiques et radiographiques Broca et Mouchet se sont appuyés pour contester la possibilité des pressions transmises au condyle externe par l'extrémité supérieure du radius lorsque l'avant-bras est dans l'extension. Aux affirmations de ces auteurs s'opposent les constatations anatomiques de Brossard et les recherches expérimentales que l'un de nous a faites en disséquant et en radiographiant des coudes d'enfants.

Si l'on voulait un argument de plus en faveur de ce mécanisme, on le trouverait dans une variété de fractures complexes qu'on voit quelquefois chez l'enfant. Elle se traduit par la coexistence d'une fracture classique du condyle externe avec un écrasement de la tête radiale.

L'étiologie de cette variété de fracture est la même : c'est encore une chute sur la paume de la main, l'avant-bras est étendu et écarté du corps. Sous l'influence de la pression jointe à l'abduction forcée, le condyle externe se détache et en même temps la tête radiale vient s'écraser sur lui.

Il n'est pas besoin de faire intervenir les ligaments articulaires ; les pressions transmises par le corps du radius suffisent à expliquer la fracture. Il est cependant un cas où les conditions sont en apparence moins favorables à cette théorie. Lorsqu'un enfant tombe l'avant-bras collé au corps, il roule sur son membre supérieur et la paume de la main prend un appui de très courte durée sur le sol. Il semblerait alors que la fracture ait lieu par choc direct, mais en réalité l'avant-bras appuyé par son extrémité inférieure a basculé légèrement en dehors autour de l'articulation et c'est encore par pression de la tête radiale sur le condyle que ce dernier s'est détaché.

Si l'on admet ce mécanisme, la fracture du condyle externe doit être assimilée à une luxation postéro-externe du coude. Ce qui crée la fracture, c'est un déplacement en arrière et en dehors des os de l'avant-bras. Ce déplacement est possible chez l'adulte, grâce à la déchirure des ligaments qui résistent moins que les extrémités osseuses. Chez l'enfant l'épiphyse humérale est incomplètement ossifiée, et quand le déplacement externe tend à se produire, le condyle externe cède sous l'effet des pressions qui s'y localisent.

On pourrait, après les considérations précédentes, consacrer quelques mots au mécanisme des *décollements épiphysaires vrais du condyle.*

C'est une lésion très rare dont Mouchet rapporte cependant six observations dans sa thèse. Broca rapporte également deux observations semblables.

On ne saurait établir de différences étiologiques entre la fracture et le décollement du condyle. Dans l'un et l'autre cas une chute sur la paume de la main est la cause habituelle.

Pour Broca, cependant, le condyle externe est décollé par choc direct sur la face postérieure du coude. On ne peut pas invoquer, dit Broca, l'arrachement du condyle par le ligament latéral externe. Celui-ci a des insertions sus-jacentes au cartilage de conjugaison qui est entièrement intra-capsulaire. Il ne peut donc pas agir sur le noyau condylien qui ne peut se détacher que par des pressions directes sur sa face postérieure. Conformément à ce mécanisme, Broca a vu sur ses clichés radiographiques le décollement s'accompagner d'un déplacement en avant du noyau condylien.

Dans un article récent (*Rev. d'orthopédie*, 1902), Joüon soutient la même opinion.

Tel est le mécanisme invoqué par Broca. Nous n'avons observé qu'un seul cas de décollement du condyle contrôlé par la radiographie et qui ne nous permet pas d'exprimer d'opinion sur cette question de pathogénie d'un intérêt secondaire.

3. Fractures de l'épitrochlée.

Étiologie.

Age. — *La lésion qu'on appelle communément fracture de l'épitrochlée est un décollement épiphysaire.*

On se rappelle (voir développement du coude) que le noyau épitrochléen apparaît à la cinquième année seulement et qu'il conserve son indépendance jusque vers quatorze ou quinze ans et quelquefois au delà. C'est pendant cette période de la vie que la fracture s'observe avec son maximum de fréquence. Avant cinq ans elle n'existe pas. Après quinze ans elle est rare. Sur 14 observations de la thèse de César (Thèse de Paris, 1876) quatre concernent des sujets âgés. Mais les, fractures de l'adulte sont différentes anatomiquement et comme mécanisme de celles de l'enfant. Ce sont des fractures parcellaires de la diaphyse, succédant généralement à un choc direct qui détache un fragment interne de l'extrémité inférieure de l'humérus.

La fracture de l'épitrochlée succède à une chute sur la paume de la main, bien plus rarement à une contusion du coude.

. Il est très rare que la cause soit un choc direct sur le côté interne de l'épiphyse. Pézerat admet ce mécanisme. Mouchet a noté lui aussi chez quelques-uns de ses malades la chute en arrière, le coude fléchi et écarté du corps heurtant le sol par sa face interne. Il paraît difficile d'affirmer qu'en pareil cas la fracture se produise par choc direct.

Résultats expérimentaux.

La fracture de l'épitrochlée a toujours été obtenue dans les mêmes conditions sur des cadavres d'enfants, — Berthomier, Kocher, Broca et Mouchet.

Le bras est immobilisé dans un étau, l'avant-bras placé en extension et supination ; la fracture est obtenue par abduction forcée de l'avant-bras brusque ou progressive.

Mécanisme.

S'il faut rejeter la fracture de l'épitrochlée par choc direct, mécanisme exceptionnel chez l'enfant, il faut, à plus forte raison, nier le rôle de la contraction musculaire. On ne voit pas quel muscle peut arracher l'épitrochlée. Cet argument anatomique suffit à réduire à néant la théorie que Saint-Germain Hirtz avait défendue en citant à l'appui une observation reproduite dans la thèse de César.

On s'accorde très généralement à admettre que la fracture est due à *un arrachement par le ligament latéral interne dans un mouvement d'abduction forcée de l'avant-bras.*

Deux conditions facilitent cette abduction.

C'est d'abord l'attitude normale de l'avant-bras en cubitus valgus.

L'angle ouvert en dehors qu'il fait avec le bras tend à se fermer sous l'influence du choc reçu sur la paume de la main. C'est en second lieu l'attitude du membre supérieur plus ou moins écarté du tronc qui permet à l'avant-bras de basculer en dehors.

Il reste à envisager les cas bien plus rares où la chute a lieu sur le coude fléchi. Le mécanisme est le même. Le choc est reçu par l'olécrane qui est refoulé en dehors et détache l'épitrochlée par l'intermédiaire du ligament latéral interne.

A l'inverse des variétés précédentes la fracture de l'épitrochlée est donc un arrachement ligamentaire. Les données de l'expérimentation sont ici conformes au mécanisme clinique.

Il importe surtout de ne pas oublier un fait qui ne se dégage pas assez des recherches expérimentales. Ce n'est pas à vrai dire une bascule de l'avant-bras en cubitus valgus exagéré qui fait la fracture, mais un déplacement en masse des extrémités supérieures du cubitus et du radius transportées en dehors et en arrière.

La fracture est une luxation postéro-externe du coude complète ou avortée.

La clinique le montre nettement. En interrogeant nos clichés radiographiques nous avons pu vérifier qu'il existait *deux variétés de fractures de l'épitrochlée semblables par leur mécanisme, mais différentes par leur anatomie pathologique et leur pronostic.*

La majorité de ces clichés montrait à la fois un déplacement postéro-externe des os de l'avant-bras et un arrachement du noyau épitrochléen. Ici toute la symptomatologie et le pronostic résultent de cette luxation qui est le signe dominant. L'arrachement osseux est surajouté et apparaît comme quelque chose d'accessoire.

Sur d'autres clichés la fracture de l'épitrochlée nous a paru une lésion très simple que caractérise uniquement l'absence du noyau épiphysaire à la place qu'il doit occuper normalement. Même dans ces cas la luxation est à l'origine de la fracture. L'intensité du traumatisme a été moindre ; les extrémités du cubitus et du radius se sont déplacées passagèrement, de façon juste suffisante pour permettre l'arrachement de l'épitrochlée, mais les surfaces articulaires ont repris de suite leur contact. La fracture est alors, suivant l'expression de Kocher, *le premier degré d'une luxation inachevée ou réduite.*

Si l'on admet ce mécanisme, il est facile de comprendre

que dans un certain nombre de cas où la violence du traumatisme est considérable, il puisse se produire à la fois, en même temps que l'arrachement de l'épitrochlée, une fracture du condyle externe ou du col radial. Le mouvement de bascule en dehors des os de l'avant-bras tasse la cupule radiale contre le condyle. Le plus habituellement ils résistent l'un et l'autre mais ils peuvent cependant céder isolément ou simultanément. Les raisons en sont les mêmes que celles précédemment exposées. Le ligament latéral interne arrache l'épitrochlée et, lorsque s'achève le mouvement d'abduction, le condyle et le col radial se fracturent par pression de l'un contre l'autre.

4. Fractures du condyle interne.

Étiologie.

Age. — La fracture du condyle interne peut, au dire de Reynes, s'observer aussi bien chez l'enfant que chez l'adulte.

Anatomiquement, ce n'est pas un décollement du noyau trochléen. Celui-ci a une apparition tardive : douzième année en général, et comme il est protégé par les saillies latérales du coude il n'a aucune chance d'être décollé isolément. Le trait de fracture séparant le fragment est d'ailleurs nettement sus-jacent au noyau épiphysaire.

La fracture du condyle interne succède à une chute sur la paume de la main et nécessite généralement un traumatisme d'une grande violence. Plus rarement elle résulte d'un choc porté sur la face postéro-interne du coude.

Résultats expérimentaux.

Berthomier n'a jamais pu obtenir cette variété de fracture. Kocher l'a réalisée par pression directe sur la lèvre interne de la trochlée et par percussion sur la région interne de l'épiphyse humérale. Il fait remarquer que pour détacher le condyle interne il faut presser ou percuter directement à son niveau, car avec des pressions réparties uniformément sur l'épiphyse humérale c'est le condyle externe plus saillant et moins résistant qui se détache seul.

Mécanisme.

Son mécanisme paraît avoir de grandes analogies avec celui de la fracture oblique externe.

On ne saurait invoquer ni *contraction musculaire* (théorie ancienne de Granger), ni *arrachement ligamentaire* (théorie de Senftleben).

Le condyle interne cède sous l'effet de pressions transmises par les os de l'avant-bras. Si la chute a lieu sur la paume de la main, l'extrémité inférieure de l'avant-bras se porte en dehors. Dans ce mouvement d'abduction l'olécrane bascule en dedans et vient presser sur le condyle interne qui se fracture d'autant plus facilement que les pressions de la crête sigmoïdienne sur la lèvre interne de la trochlée agissent de bas en haut et de dehors en dedans (Kocher).

Si la fracture du condyle interne est rare cela s'explique certainement par son mécanisme même. Dans la chute sur la paume de la main c'est généralement par la tige radiale que les pressions se transmettent au condyle externe. Il faut une condition spéciale qui, dans ce cas particulier, est une attitude en abduction forcée, pour que l'olécrane, basculant en dedans, fasse sauter le condyle interne.

Le même mécanisme a lieu si le choc a porté sur la face postérieure du coude fléchi. C'est encore par bascule interne de l'olécrane que se détache le condyle interne.

5. Fractures isolées de l'extrémité supérieure du radius.

Les fractures du col et de la tête radiale doivent être seules étudiées. On ne doit pas, en effet, ranger parmi les fractures du coude celles qui siègent au-dessous de l'insertion du biceps et il ne faut pas tenir compte des traits de fractures irradiés de la diaphyse vers la cupule radiale.

On trouvera dans un mémoire de Mouchet (*Revue de Chirurgie*, 1900), dans les *Cliniques* de Broca et dans un article récent de Prat (*Revue d'Orthopédie*, mars 1906) des renseignements très précis sur l'historique de cette fracture. Si l'on veut bien s'y reporter on verra que, d'abord niée par certains auteurs, la variété que nous étudions a été finalement admise, mais en général mal décrite. Elle n'est réellement connue que depuis qu'on utilise des documents radiographiques.

Étiologie.

Age. — La fracture de l'extrémité supérieure du radius n'est pas spéciale à l'enfant. Contrairement à Mouchet qui a recueilli ses onze observations sur des enfants de neuf à douze ans et qui dit cette fracture exceptionnelle au delà de cet âge nous admettons qu'elle s'observe à la fois chez l'enfant et chez l'adulte et le plus généralement chez ce dernier.

Nous n'avons pas vu de fracture de l'extrémité supérieure du radius avant la huitième année. Broca dit qu'au-dessous de neuf ans cette variété n'existe pas. En pratique, dit-il, quand on est en présence d'une lésion traumatique de l'extrémité supérieure du radius on doit penser au-dessus de 9 ans à une fracture du col, entre deux et quatre ans à une luxation isolée du radius.

Les raisons de l'absence de fracture de l'extrémité supérieure du radius avant la huitième ou neuvième année nous paraissent être les suivantes : le noyau épiphysaire radial n'est pas encore apparu, ou commence à peine à se montrer ; l'extrémité supérieure de la diaphyse est recouverte d'une bande de cartilage de un centimètre et demi dont la souplesse et l'élasticité amortissent les chocs à la façon d'un coussinet élastique.

La cause habituelle de cette fracture est *une chute sur la paume de la main*. L'attitude exacte du membre est en général difficile à préciser, mais le plus souvent le coude est à demi fléchi et la main en pronation quand elle vient heurter le sol.

La fracture par choc direct est exceptionnelle. — L'extrémité supérieure du radius est protégée des traumatismes par la saillie des masses musculaires et par le relief des extrémités articulaires ; olécrane et condyle externe. Même lorsque l'enfant tombe sur le coude la fracture n'a pas lieu par contusion directe mais précède celle-ci.

La torsion forcée de l'avant-bras n'est pas un mécanisme de cette fracture ; elle fait une luxation isolée du radius ou bien une fracture de la diaphyse radiale.

Résultats expérimentaux.

L'expérimentation a été faite quelquefois chez l'enfant mais plus généralement chez l'adulte. Elle n'a pas donné des résultats toujours concordants.

Une fracture typique de la tête radiale a été obtenue deux fois par Gallois dans des conditions qui se rapprochent beaucoup de celles réalisées par la clinique : par flexion latérale en dehors de l'avant-bras sur l'humérus immobilisé.

Les expériences de Brossard n'ont pas donné de fracture limitée au col ou à la tête radiale. Par torsion forcée de l'avant-bras il a obtenu une fracture hélicoïde de la diaphyse.

Mouchet dit avoir expérimenté une trentaine de fois sans succès. Les recherches de Latarjet et Gazet ont été faites chez l'adulte. Les chocs directs sur l'extrémité supérieure du radius n'ont pas donné de fracture, mais les pressions exercées sur la paume de la main parallèlement à l'axe de l'avant-bras ont produit un écrasement de la tête radiale par pénétration de la diaphyse. Ils ont échoué en essayant d'obtenir la même fracture par torsion forcée du radius.

Mécanisme.

C'est en rapprochant les données cliniques, chute habituelle sur la paume de la main, avant-bras en demi-flexion, des résultats fournis par l'expérimentation : fracture obtenue par flexion latérale externe de l'avant-bras (Gallois), qu'on peut comprendre le mécanisme habituel. L'intervention d'un choc direct ne doit pas être invoquée pour les raisons précédemment exposées. Il faut généralement rejeter toute action ligamentaire. Le ligament annulaire entoure le col radial à la façon d'une bague et ne peut pas l'arracher.

La théorie de la contraction musculaire pourrait être discutée. Mouchet, qui ne put obtenir expérimentalement la fracture classique, admet qu'une part importante revient à l'action des muscles. Certainement la contraction musculaire peut expliquer la fracture du col radial sous-jacente à l'insertion du biceps. C'est un mécanisme admis dans la thèse de Gazet mais qui s'applique à l'adulte.

Une seule théorie est conforme à la fois aux données cliniques et expérimentales. Elle fait jouer le rôle principal aux pressions de la tête radiale sur le condyle externe.

La fracture de l'extrémité supérieure du radius se produit dans des conditions semblables à celles du condyle externe.

Lorsque l'enfant protège sa chute en portant au-devant de lui son avant-bras demi-fléchi, la paume de la main vient heurter le sol la première. Le choc reçu se propage par les os du carpe à l'extrémité supérieure de l'avant-bras et jusqu'au niveau de l'articulation du coude par l'intermédiaire de la tige radiale. En même temps l'avant-bras tend à s'infléchir en dehors. La cupule radiale presse alors sur le condyle et dans la généralité des cas le fait éclater, étant donné sa moindre résistance.

Ceci arrive habituellement chez l'enfant jeune et c'est le mécanisme connu de la fracture oblique externe.

Mais il peut arriver, et ceci s'observe chez l'enfant plus âgé qui a achevé en partie son ossification et à plus forte raison chez l'adulte, que le condyle résiste. C'est alors la cupule radiale qui vient s'écraser sur le condyle dans le mouvement de bascule externe de l'avant-bras.

Il n'est pas nécessaire de faire jouer un rôle à l'angle ouvert en dehors placé entre la tête et le col radial qui se fermerait sous l'influence des pressions, comme une tige rigide qu'on briserait en l'incurvant (voir Prat, *Revue d'Orthopédie*, 1906).

La pénétration de la diaphyse dans la tête radiale est la conséquence du même mécanisme ; il peut en résulter un éclatement de l'extrémité supérieure du radius.

La cause de la fracture est tout entière dans le tassement violent de la tête radiale contre le condyle. L'examen de clichés radiographiques démontre avec netteté ce mécanisme. On voit en effet tous les degrés dans le tassement, depuis le simple étalement de la cupule dont un des bords s'est écrasé sur le condyle jusqu'à la bascule complète en dehors et en avant de la tête radiale qui coiffe la partie supérieure du radius et s'incline sur elle comme un chapeau placé sur l'oreille.

CHAPITRE V

ANATOMIE PATHOLOGIQUE

Ce chapitre est une étude radiographique pour laquelle nous avons utilisé les documents que nous a fourni l'examen d'un très grand nombre de clichés. Nous avons choisi parmi ceux-ci les plus démonstratifs, et très généralement ceux où se voient avec netteté les détails anatomiques que nous signalons.

Fractures sus-condyliennes.

Le trait de fracture de la sus-condylienne divise transversalement l'extrémité inférieure de l'humérus en passant au-dessus des condyles, au milieu de la fossette olécranienne.

1° LE TRAIT DE FRACTURE.

A. *De face.* — Il commence à quelques millimètres au-dessus de l'épicondyle, pénètre dans la fossette olécranienne et aboutit au-dessus de l'épitrochlée. Il siège en pleine diaphyse et sépare un fragment inférieur diaphyso-épiphysaire qui comprend les noyaux épicondylien, condylien, trochléen et épitrochléen.

La fracture se distingue très nettement du décollement

épiphysaire total de l'extrémité inférieure de l'humérus, qui respecte la diaphyse et détache uniquement la partie cartilagineuse de l'épiphyse humérale. Le trait de fracture est placé au-dessus du cartilage de conjugaison toujours respecté à moins de fracture très oblique intéressant le cartilage à une de ses extrémités.

Suivant le siège on peut, en dehors de la variété classique, distinguer deux sortes de fractures : des fractures hautes intéressant la diaphyse nettement au-dessus de la ligne épitrochléo-épicondylienne et des fractures basses très voisines de l'articulation où elles peuvent pénétrer lorsqu'elles sont très obliques dans le sens antéro-postérieur ou très inclinées dans le sens transversal.

Il est rare que le trait de fracture soit très exactement transversal, comme le signale Mouchet. Il est d'habitude irrégulier. Les deux fragments sont légèrement déchiquetés et dentelés. Très souvent il n'est pas exactement horizontal mais s'incline à une de ses extrémités.

Nous avons vu très souvent le trait de fracture prendre la forme d'une courbe à concavité supérieure. Nous n'avons pas vu que les classiques aient beaucoup insisté sur cette disposition. Cependant il est signalé généralement qu'en pénétrant dans la fossette olécranienne le trait de fracture s'abaisse vers le cartilage de conjugaison et l'interligne articulaire.

Judet (*Bulletin Médical*, 1905) s'exprime de la façon suivante : « Nous avons toujours trouvé sur nos radiographies les traits de fracture s'étendant transversalement d'un bord de la diaphyse à l'autre, dessinant une légère courbe à concavité supérieure. » Nos radiographies nous ont montré dans quelques cas un fragment inférieur très régulièrement excavé en nacelle, si bien qu'on aurait pu croire à l'existence d'un décollement épiphysaire, s'il n'avait pas été facile de constater que la fracture siégeait en pleine diaphyse.

Il est logique de penser que la forme que prend le trait de fracture tient à des raisons anatomiques. En pénétrant au milieu de la fossette olécranienne, il rencontre une partie osseuse moins résistante dans laquelle il pénètre avec plus de facilité. Aussi prend-il cette forme régulièrement courbe que nous venons de signaler.

B. *De profil.* — Il est classique de distinguer avec Kocher deux variétés de fractures suivant leur obliquité dans le sens antéro-postérieur.

1° *La sus-condylienne par flexion.* — Elle est obtenue expérimentalement par Kocher de la façon suivante : « Nous avons pu obtenir, dit-il, un trait de fracture inverse en ce sens qu'il était plus élevé en avant qu'en arrière. En comprimant le condyle dans un étau et en faisant décrire une flexion de la diaphyse en avant, la fracture fut sus-condylienne, mais avec ce mode de flexion le trait se dirige de haut en bas et d'avant en arrière ; c'est donc l'inverse de la fracture par extension. »

La fracture par flexion de Kocher que réalise l'expérimentation, est en clinique très rare et même exceptionnelle. Mouchet, sur 61 sus-condyliennes, ne l'a pas rencontrée, pas plus que Judet qui rapporte 39 observations de fractures toutes très classiques.

Nous citerons cependant deux observations de Broca (*Leçons cliniques*, page 100), toutes deux fractures par flexion, l'une avec un déplacement antérieur assez net du fragment diaphyso-épiphysaire, l'autre sans déplacement.

Muller rapporte qu'il a rencontré une fracture semblable parmi les clichés qu'il a examinés.

Lebourgeois (Thèse de Paris, 1904) cite une statistique récente de Hilgenreiner où la fréquence de la fracture par flexion est appréciée tout différemment. Sur 21 sus-condyliennes, contrôlées par la radiographie, il aurait vu huit fractures par flexion, parmi lesquelles deux seulement chez des enfants jeunes. Il croit, en effet, que le type par flexion est plus fréquent chez le sujet âgé : « à cause de la raréfaction du tissu osseux et à cause de la plus grande facilité chez le vieillard à se traumatiser directement le coude, par ce fait qu'il ne peut pas parer les chutes comme les jeunes gens en étendant rapidement la main pour amortir les chocs ».

L'examen de nos clichés radiographiques nous a montré que la sus-condylienne par flexion était une fracture excessivement rare. Nous n'en avons que deux exemples. De ces deux radiographies une seule est très nette en ce sens qu'elle montre de façon évidente un déplacement antérieur du fragment diaphysaire. *Elle n'est cependant pas typique*, car on ne constate pas sur notre cliché l'obliquité de haut en bas et d'avant en arrière qu'on s'attendrait à trouver.

Il nous paraît utile de faire à propos de cette radiographie une remarque qui peut s'appliquer aux clichés semblables de Broca.

Pour qu'on puisse admettre qu'il s'agit certainement du type décrit par Kocher, *il faut constater le déplacement antérieur du fragment épiphysaire avant toute manœuvre de réduction*. Il peut arriver qu'en essayant de réduire une sus-condylienne classique, dont le trait de fracture est un peu oblique, on dépasse le but cherché et qu'on transporte en avant de la diaphyse le fragment primitivement luxé en arrière. Une telle fracture, malgré ce que montre le cliché, n'est pas une fracture par flexion. *Pour qu'elle mérite ce nom il faut que le déplacement antérieur soit primitif et ait succédé au traumatisme.*

Ainsi considérées, les fractures par flexion sont exceptionnelles ; il nous aura suffi de les signaler.

2° *La sus-condylienne par extension.* — C'est la variété classique, la seule qui nous intéresse.

Le trait de fracture est oblique d'arrière en avant et de haut en bas. A ce point de vue nous distinguons :

Des fractures très obliques dont les fragments sont taillés en biseau. Le fragment supérieur diaphysaire forme une pointe saillante en avant ; le fragment inférieur épiphysaire est au contraire sectionné très obliquement aux dépens de sa face antérieure.

Des fractures dont l'inclinaison est peu accentuée.

Enfin des fractures dont les deux fragments ont été divisés à peu près perpendiculairement à l'axe de la diaphyse.

2° LES DÉPLACEMENTS DES FRAGMENTS

A. *Fractures sans déplacement.* — Elles sont relativement rares, mais la radiographie a permis de les reconnaître.

Nous avons vu quelques exemples de fractures sans déplacement. On remarque au siège classique un trait de fracture horizontal séparant deux fragments restés en contact l'un de l'autre malgré la solution de continuité. On conçoit que seule la radiographie puisse permettre un diagnostic.

B. *Fractures avec déplacement.* — Elles constituent le type habituel.

a) *Déplacement antéro-postérieur.* — Le sens de ce déplacement est toujours le même, car il est la conséquence du mécanisme de la fracture. Le fragment diaphyso-épiphysaire se luxe à la face postérieure de la diaphyse contre laquelle il remonte. Il est maintenu en place par l'action du triceps, grâce à l'obliquité en bas et en avant du trait de fracture.

LES FRACTURES A GROS DÉPLACEMENT sont caractérisées par une perte de contact absolue des deux fragments juxtaposés l'un à l'autre dans le sens antéro-postérieur. Il en résulte que la diaphyse humérale est refoulée sous les téguments du pli du coude, tandis que le fragment inférieur forme une saillie proéminente à la face postérieure de l'humérus.

Les fractures avec déplacement de moyenne importance sont bien plus fréquentes. On voit alors le fragment épiphysaire libre dans sa partie postérieure se juxtaposer, ou même s'engrener en avant avec la diaphyse dont la partie antérieure pointe légèrement sous les parties molles.

Les fractures avec faible déplacement se caractérisent anatomiquement par un simple glissement du fragment inférieur sur le fragment supérieur, l'un et l'autre restant en contact par la plus grande partie de leur surface. De telles fractures sont appelées cliniquement *Fractures sans déplacement*.

Elles méritent cette appellation, car, comme les vraies fractures sans déplacement dont nous avons vu la grande rareté, elles ont en général un excellent pronostic. Au point de vue purement anatomique, le déplacement, quoique de faible importance, se constate sur le cliché par l'existence d'une légère saillie antérieure du bec diaphysaire.

b) *Déplacement latéral* — Ce déplacement est signalé dans les ouvrages classiques, mais n'a pas été étudié généralement aussi complètement qu'il le mérite. Il est en effet d'une fréquence telle qu'il s'associe à peu près constamment au déplacement antéro-postérieur, lorsque celui-ci est accentué. Il est rare que le déplacement latéral soit total.

Dans les cas de ce genre, on voit le fragment épiphysaire luxé complètement sur l'un des bords de la diaphyse.

En général, les deux fragments restent engrenés sur une partie de leur surface.

On voit à peu près avec la même fréquence les deux types de déplacements latéraux : interne ou externe, car, suivant le sens du traumatisme, le fragment inférieur se luxe, soit en dedans, soit en dehors.

Il est rare que le déplacement latéral existe seul. Il s'associe d'habitude au déplacement antéro-postérieur qui souvent est prédominant. L'existence de ces déplacements latéraux est intéressante à connaître, car ils comportent de graves conséquences au point de vue pratique. Mouchet les mentionne dans sa thèse sans les étudier longuement ; mais il suffit d'examiner les radiographies qui sont reproduites dans son travail, pour se rendre compte qu'ils existent très fréquemment.

Dans un article récent (*Bulletin médical*, 1905), Judet signale que sur 32 fractures sus-condyliennes, il a vu 29 fois l'existence d'un déplacement, 18 fois en dedans, 11 fois en dehors.

Sur le quart environ de nos clichés, nous avons constaté l'existence d'un déplacement latéral toujours très nettement visible, entraînant comme conséquence une déviation de l'avant-bras en cubitus valgus ou varus.

c) *Bascule des fragments.* — Les modifications susceptibles de se produire dans l'orientation du fragment diaphyso-épiphysaire sont également très importantes.

Elles sont signalées par certains auteurs. Kocher cite plusieurs exemples de fractures sus-condyliennes avec rotation du fragment sur lui-même. Mouchet s'exprime de la façon suivante: « Il arrive très souvent, dit-il, que le fragment inférieur bascule de façon à présenter sa surface articulaire tout à fait en arrière, et sa surface fracturée tout à fait en avant, ou, plus rarement, il pivote autour de son axe de telle sorte que l'épitrochlée, par exemple, regarde directement en avant. » Nous insistons tout particulièrement sur l'importance de ces mouvements de bascule du fragment inférieur entraînant souvent, lorsqu'ils sont accentués, de très grosses difficultés de réduction. Nous les avons constatés sur quelques-uns de nos clichés, et dans quelques cas nous avons pu nous rendre compte que l'orientation défectueuse du fragment épiphysaire rendait impossible toute réduction de la fracture. Seule une intervention sanglante eût permis de faire pivoter ce fragment sur lui-même pour le remettre en place.

Cette bascule du fragment sur lui-même est liée au degré

des lésions capsulaires et ligamenteuses. Elle n'est possible le plus généralement qu'avec des déchirures importantes des ligaments et du périoste.

3. Lésions des parties molles

Les fractures ouvertes avec embrochement du brachial antérieur et de la peau par le bec de la diaphyse doivent être signalées. Elles peuvent s'accompagner de déchirures nerveuses ou vasculaires, mais elles sont exceptionnelles chez l'enfant et ne succèdent généralement qu'à des traumatismes violents.

Dans les fractures fermées, les mêmes lésions vasculaires et nerveuses sont très rares. Les lésions des parties molles se réduisent généralement à la contusion des muscles voisins de l'articulation, à l'intérieur desquels se fait un épanchement sanguin.

Les déchirures et décollements périostiques ont une bien plus grosse importance. Le périoste se comporte différemment sur la face antérieure et sur les autres faces de l'humérus. En avant, il se déchire ; en arrière et sur les faces latérales, il se désinsère. Sur les radiographies récentes, les décollements périostiques ne sont pas visibles ; mais au bout de quelques jours apparaissent des traînées d'ossification nouvelle le long du périoste décollé. On voit alors sur le cliché un voile périostique qui descend contre l'une des faces de l'humérus, en laissant un espace libre de forme triangulaire, dont le sommet est placé souvent à sept ou huit centimètres au-dessus de l'articulation.

Plus tard, tout cet espace libre est comblé par un tissu osseux néoformé, si la fracture n'a pas été réduite.

Décollement épiphysaire total de l'extrémité inférieure de l'humérus.

On doit réserver le nom de décollement épiphysaire total à la lésion que caractérise la disjonction de l'épiphyse cartilagineuse et de la diaphyse.

Elle est spéciale au tout jeune âge, et Farabeuf a montré quelles étaient les raisons anatomiques qui s'opposaient à sa production au delà de la troisième année (voir développement)..

Il importe, en effet, de ne pas confondre *Fracture sus-condylienne et décollement épiphysaire*. Certains auteurs — Oscar Wolff, Poland — n'ont pas fait cette distinction et ont déclaré qu'ils avaient observé un certain nombre de décollements épiphysaires qui, certainement, étaient des fractures.

Farabeuf en 1886, Mouchet en 1898, Broca, dans ses *Leçons cliniques*, et Joüon dans un article récent (*Rev. d'orthopédie, 1906*), ont suffisamment montré la grande rareté du décollement épiphysaire total et le peu de valeur d'un grand nombre d'observations antérieures, où l'erreur dont nous parlons n'a pas été évitée.

Curtillet (Thèse de Lyon, 1891) et Mouchet (Thèse de Paris, 1898) ont toujours obtenu expérimentalement avec le maximum de facilité, le décollement épiphysaire de l'extrémité inférieure de l'humérus. Il n'en reste pas moins vrai qu'en pratique, c'est une lésion rencontrée exceptionnellement dont nous avons recueilli un seul exemple. Il s'agissait d'un enfant de deux ans présentant tous les signes d'une fracture du coude consécutive à une chute directe.

La radiographie inclinait au diagnostic de décollement épiphysaire. Elle montre l'intégrité complète de la diaphyse qui garde sa forme arrondie et régulière comme sur un coude normal. Les deux os de l'avant-bras sont luxés légèrement en dehors. Enfin, si l'on examine attentivement cette radiographie, on voit que le noyau condylien, qui apparaît déjà nettement, est lui-même déplacé en bas et en dehors, ainsi qu'on peut en juger en constatant qu'un espace plus large que normalement sépare ce noyau du bord inférieur de la diaphyse. Les parties voisines de l'épiphyse sont encore entièrement cartilagineuses, en raison du très jeune âge du sujet, et par conséquent n'apparaissent pas sur le cliché. Le diagnostic de décollement ne pouvait être fait, en pareil cas, que par la comparaison des renseignements fournis par l'examen clinique et par le cliché. Sous anesthésie, l'exploration du coude avait permis de reconnaître la mobilité de tout un fragment inférieur de l'humérus, ce qui permettait de penser à une fracture sus-condylienne. En décelant l'absence de trait de fracture dans la diaphyse et le déplacement du noyau condylien, la radiographie rendait possible le diagnostic de décollement épiphysaire total.

Fractures du condyle externe.

La fracture du condyle externe est caractérisée par un trait de fracture oblique en bas et en dedans, commençant sur le bord externe de la diaphyse humérale à quelques millimètres au-dessus du noyau condylien et aboutissant à la gorge de la trochlée.

1. LE TRAIT DE FRACTURE

Il siège en pleine diaphyse et par conséquent est extra-articulaire dans une première partie de son trajet, puis se dirigeant obliquement vers l'interligne articulaire, il y pénètre à son extrémité inférieure.

La direction du trait de fracture est à quelque chose

près celle du cartilage de conjugaison du noyau condylien, mais on ne doit pas confondre cependant fracture et décollement du condyle externe.

« Sans doute, dit Broca, le trait de la vulgaire fracture du condyle externe, oblique en bas et en dedans, partant du bord externe de l'humérus, au-dessus de l'épicondyle, aboutissant à la gorge de la trochlée, est jusqu'à un certain point dirigé par l'évolution normale de l'ossification, puisqu'il se souvient des connexions ostéogéniques entre la trochlée et le condyle, mais on voit que s'il emprunte dans son trajet la ligne conjugale ce n'est qu'en partie tout à fait en dedans. Il ne lui est même pas parallèle. En tous cas les radiographies nous montrent toutes sous le trait de fracture la ligne conjugale claire, persistant intacte. »

Le trait de fracture est donc sus-jacent au cartilage de conjugaison qu'il n'intéresse que dans sa partie interne au voisinage de la trochlée. Le fragment détaché comprend le noyau condylien en totalité, son cartilage de conjugaison et une bande osseuse diaphysaire sus-jacente à ce cartilage. Il comprend également la lèvre externe de la trochlée. On doit, en effet, ne pas oublier que le noyau condylien en voie d'ossification ne forme pas seulement cette région de l'extrémité inférieure de l'humérus qu'on désigne en anatomie descriptive sous le nom de condyle externe, mais également tout le rebord externe de la poulie articulaire du coude.

2. LES DÉPLACEMENTS DU FRAGMENT

A. *Fractures sans déplacement.* — Elles sont décrites par Reynes (Thèse de Montpellier, 1894). « On peut ne pas constater, dit-il, de déplacement malgré des déchirures profondes du périoste et de la capsule. »

Nos radiographies nous ont montré que cette variété de

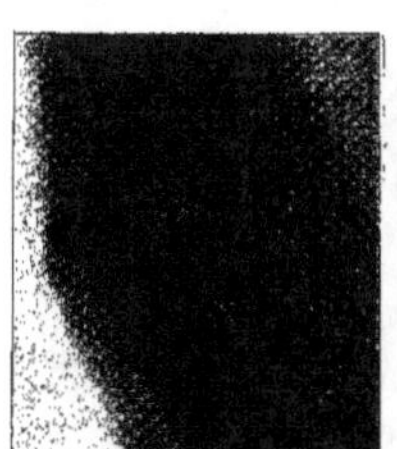

Figure 14. — Fracture sus-condylienne sans déplacement.

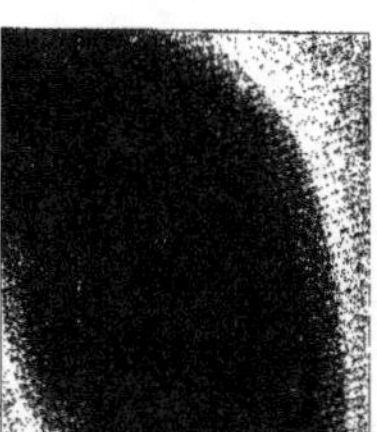

Figure 15. — Fracture sus-condylienne avec déplacement postérieur, subluxation du fragment inférieur derrière la diaphyse et luxation incomplète de l'avant-bras en arrière.

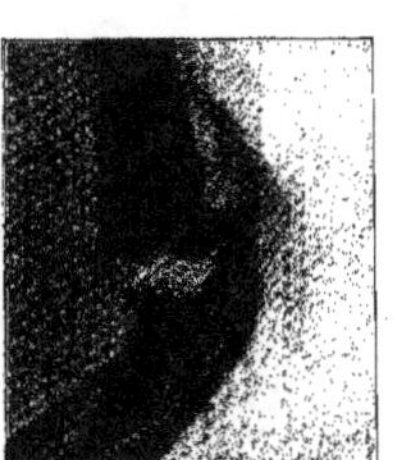

Figure 18. — Fracture sus-condylienne classique avec décollement périostique derrière la diaphyse et début d'ossification rétro-diaphysaire.

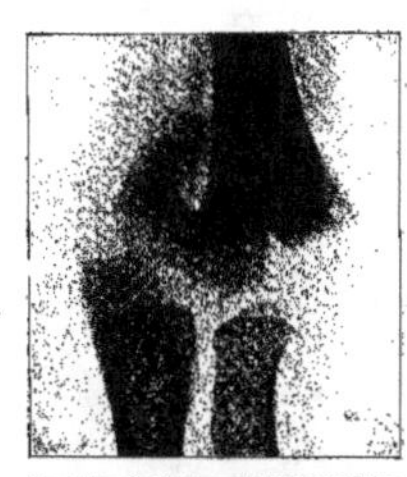

Figure 19. — Fracture sus-condylienne avec déplacement latéral interne du fragment inférieur et début d'ossification sur le bord interne de la diaphyse. Luxation incomplète de l'avant-bras en dedans.

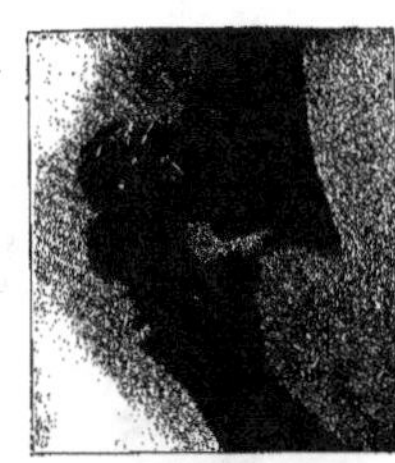

Figure 22. — Fracture sus-condylienne avec déplacement postérieur et bascule du fragment inférieur. Luxation presque complète de l'avant-bras en arrière.

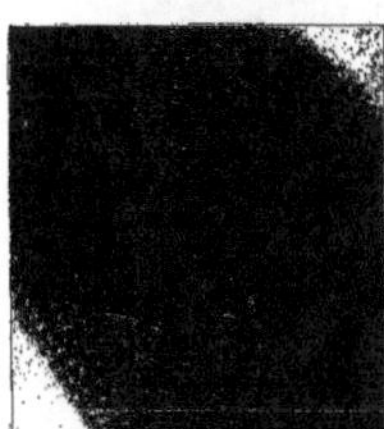

Figure 16. — Fracture sus-condylienne avec déplacement postérieur total, luxation complète du fragment inférieur derrière la diaphyse et de l'avant-bras en arrière.

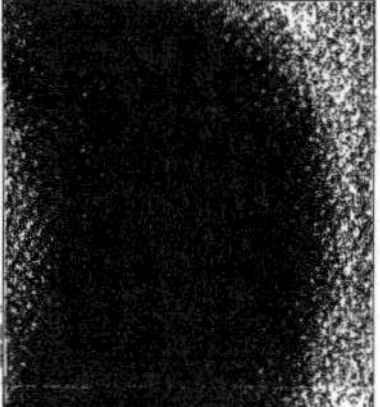

Figure 17. — Fracture sus-condylienne avec déplacement antérieur du fragment inférieur. — Fausse fracture par flexion (on ne constate pas l'obliquité de haut en bas, d'avant en arrière, du trait de fracture diaphysaire qui caractérise le type par flexion de Kocher). Il s'agit d'un fragment transporté secondairement en avant, du fait des manœuvres de réduction.

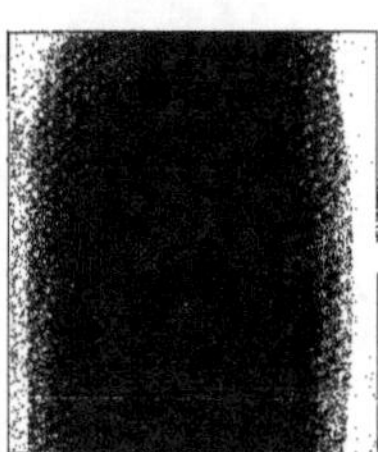

Figure 20. — Fracture sus-condylienne avec déplacement latéral externe du fragment inférieur et décollement périostique externe. Forme excavée du trait de fracture.

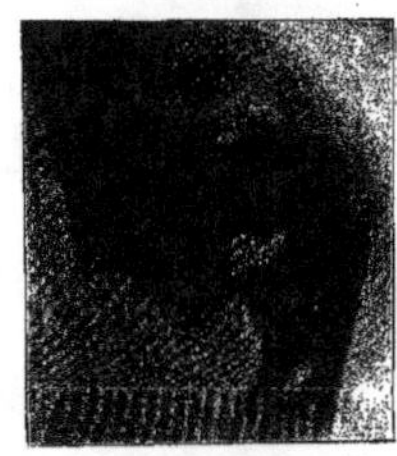

Figure 21. — Fracture sus-condylienne avec déplacement postérieur et bascule totale du fragment inférieur sur lui-même. Luxation complète de l'avant-bras en arrière.

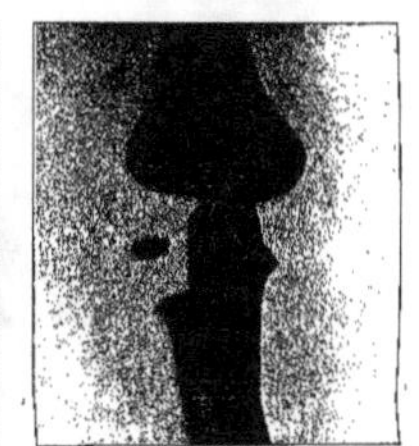

Figure 23. — Décollement épiphysaire total de l'extrémité inférieure de l'humérus (le noyau condylien, seule partie opaque de l'épiphyse, est seul visible). Cliniquement, on pouvait reconnaître un fragment comprenant la totalité de l'épiphyse et le mobiliser sur la diaphyse. Enfant de 2 ans.

fracture était exceptionnelle. Nous avons vu de très rares clichés où l'on constatait simplement une fissure au siège classique de la fracture, sans déplacement du fragment.

B. *Fractures avec déplacement.* — Le déplacement classique se fait en bas et en dehors, mais il existe à ce point de vue des différences très marquées. Dans la fracture à gros déplacement le fragment condylien a fui sur le côté externe du coude, et a perdu tout contact articulaire. Il vient se loger alors, soit en face de l'interligne articulaire, soit contre le bord externe de la diaphyse radiale, s'il existe en même temps un déplacement inférieur.

Dans les cas habituels, le déplacement du fragment condylien est moins accentué. Un intervalle de quelques millimètres sépare seulement les deux surfaces fracturées.

Lorsque le déplacement est minime, le fragment inférieur se contente de glisser sur la diaphyse et les deux surfaces restent en contact, mais on voit bâiller le trait de fracture à l'une de ses extrémités.

Ce déplacement inféro-externe est certainement le plus fréquent ; c'est celui que décrivent les classiques et nous avons vérifié qu'il existait sur la majorité de nos clichés.

Très souvent d'ailleurs il n'est pas seul et l'on peut voir le fragment condylien se porter en arrière au contact de l'olécrane ou bien en avant au voisinage de l'apophyse coronoïde.

De ces deux déplacements secondaires, c'est le premier qui nous a paru le plus fréquent.

Le déplacement antérieur est certainement plus rare. mais il n'est pas exceptionnel. Mouchet l'a noté trois fois sur 39 fractures. Broca le considère comme spécial au décollement du condyle externe. Nous l'avons vu très nettement sur quatre de nos radiographies, et il nous paraît intéressant de le signaler tout particulièrement à cause des conséquences qu'entraîne la persistance du déplacement antérieur au point de vue fonctionnel.

Il existe une variété de déplacement qu'on signale peu dans les ouvrages classiques, mais que nous avons constatée sur quelques-uns de nos clichés, environ dans un quart des cas. C'est le déplacement du fragment en haut et en dehors sur le bord externe de la diaphyse. Il peut être primitif ; c'est le seul cas qui nous intéresse, car nous ne faisons que signaler la possibilité d'un déplacement secondaire dû aux manœuvres de réduction, qui ont pour résultat de transporter le noyau condylien, soit en haut, soit en avant ou en arrière. Il est intéressant de signaler l'existence de déplacements en haut et en dehors, car il s'agit alors de fractures dont la réduction est généralement facile, le fragment placé sur le côté externe de l'articulation étant le plus souvent très accessible au palper.

3. ROTATION DU FRAGMENT

Avec de grands déplacements peuvent exister des modifications dans l'orientation du fragment condylien. Les auteurs classiques signalent ces modifications d'orientation sans les étudier longuement.

Mouchet en dit quelques mots : « On a vu, dit-il, le fragment condylien effectuer une rotation de 90 degrés présentant ainsi sa surface cartilagineuse en haut, en avant. » Kocher cite quelques exemple de cette rotation et notamment deux cas où elle était complète à 180 degrés. La position du fragment était telle que sa surface cartilagineuse regardait la diaphyse tandis que sa surface fracturée était tournée vers l'extrémité supérieure du radius.

Il faut distinguer plusieurs cas suivant le degré du mouvement de bascule du fragment.

Le plus généralement le ligament latéral externe inséré sur le bord supérieur et externe du condyle attire celui-ci en bas et en dehors. La surface fracturée tend à devenir horizontale et le bord supérieur du fragment vient pointer sous la peau formant une arête tranchante qui quelquefois parvient à la perforer.

Dans ce cas la rotation est incomplète ; il est généralement possible par des manœuvres simples de remettre en place les surfaces fracturées.

Une rotation complète du fragment sur lui-même suppose de grosses déchirures ligamentaires. Sur deux de nos cas la bascule du fragment était telle que sa surface fracturée regardait directement en dehors sous les téguments tandis que sa surface cartilagineuse était tournée vers l'interligne articulaire. Toutes les tentatives de réduction échouèrent dans ce cas et l'intervention sanglante fut nécessaire. Elle permit de constater l'orientation du fragment telle que l'avait montré le cliché radiographique.

4° LÉSIONS PÉRI-ARTICULAIRES

La fracture compliquée est une exception, mais il faut signaler les lésions périostiques étendues et les grosses déchirures de la capsule articulaire, qui accompagnent les fractures à gros déplacements et expliquent les ossifications exubérantes autour de l'articulation.

Il n'est pas rare de constater l'existence d'une luxation des os de l'avant-bras. Le radius se luxe quelquefois seul, son extrémité supérieure suit le fragment dans son déplacement ou bien remonte dans l'espace libre qu'occupait précédemment le condyle externe.

Quelquefois radius et cubitus se luxent simultanément d'habitude en dehors et en arrière, tout en conservant leurs rapports réciproques.

Décollement du condyle externe.

C'est une lésion très rare dont nous n'avons recueilli qu'un seul exemple contrôlé par un examen radiographique.

Broca, dans ses *Leçons cliniques*, étudie longuement le décollement du condyle externe.

Ce qui caractérise anatomiquement cette lésion, c'est l'absence de tout trait de fracture diaphysaire. La solution de continuité suit exactement la ligne du cartilage de conjugaison intéressé dans toute sa longueur. Le noyau condylien détaché se déplace habituellement très peu. On le voit glisser en avant et basculer légèrement sur lui-même de telle sorte qu'à un examen attentif on voit bâiller en arrière le cartilage de conjugaison plus ouvert que normalement. On ne peut faire évidemment le diagnostic de décollement épiphysaire qu'avec un cliché d'une grande netteté. Dans un cas où nous avons fait ce diagnostic, le cliché montrait assez nettement un léger déplacement antérieur du noyau condylien séparé de la diaphyse par un cartilage de conjugaison qui bâillait à son extrémité postérieure.

Fractures de l'épitrochlée.

La fracture de l'épitrochlée est à vrai dire un décollement épiphysaire, car le trait de fracture passe en plein cartilage de conjugaison et détache complètement le noyau épitrochléen sans intéresser la diaphyse.

1° LE DÉPLACEMENT

A. *Fractures sans déplacement.* — Elles sont certainement très rares. Mouchet en rapporte six exemples sur vingt-huit fractures de l'épitrochlée, mais il s'agit, en fait, de fractures à faible déplacement.

B. *Fractures avec déplacement.* — Le type classique est le déplacement du fragment épitrochléen en bas et en dedans. C'est celui que nous avons constaté sur tous nos clichés radiographiques.

Il existe rarement seul, car très généralement l'épitrochlée tend à se porter au niveau de l'apophyse coronoïde, ou bien en arrière au voisinage de l'olécrane. Dans l'un et l'autre de ces cas, elle peut rester au contact de l'interligne articulaire, et la persistance de ce déplacement peut être des plus préjudiciables au fonctionnement ultérieur de l'articulation.

Les conséquences pratiques de ce déplacement secondaire ne sont pas les mêmes dans les deux cas.

En se portant en avant au voisinage du bec de l'apophyse coronoïde, et en se soudant à ce niveau, le noyau épitrochléen peut parfois limiter les mouvements de flexion de l'avant-bras. Lorsqu'il se porte en arrière il peut se souder au contact de l'olécrane; mais il n'est réellement un obstacle aux mouvements articulaires que lorsqu'il tend à s'interposer entre les surfaces cartilagineuses de l'articulation.

Des exemples d'interposition vraie de l'épitrochlée ne sont pas exceptionnels. Broca et Mouchet en rapportent l'un et l'autre une observation. Nous en avons observé un cas vérifié par l'intervention sanglante, qui fut nécessaire pour réduire la luxation de l'avant-bras.

2. Lésions péri-articulaires

Avec la fracture classique — simple décollement du noyau épitrochléen — les lésions de la capsule et du périoste sont peu accentuées, et généralement dans ce cas, tout se réduit à un déplacement de l'épitrochlée sans luxation des os de l'avant-bras. La majorité des clichés que nous avons examinés entraient dans cette catégorie.

Il peut arriver cependant que des fractures d'un pronostic plus sévère s'accompagnent de grosses déchirures ligamentaires permettant une luxation des os de l'avant-bras. C'est une luxation postéro-externe qu'on observe dans ces cas ; elle peut être complète ou incomplète, les extrémités supérieures des deux os de l'avant-bras restant partiellement en contact avec l'extrémité inférieure de l'humérus.

C'est dans de pareils cas qu'on peut observer l'interposition de l'épitrochlée entre les surfaces articulaires. Pour se produire, celle-ci suppose en effet des déchirures capsulaires assez étendues et la luxation plus ou moins complète des deux os de l'avant-bras.

Son mécanisme est le suivant : Le cubitus se luxant en arrière entraîne l'épitrochlée pendante à l'extrémité du ligament latéral interne. Celle-ci peut tomber par son propre poids en pleine articulation, ou s'enclaver secondairement entre les surfaces articulaires au cours des manœuvres de réduction faites ultérieurement, et qui ont pour effet de faire bâiller l'interligne articulaire sur son côté interne.

Les conséquences de cette interposition ont été déjà signalées, et nous verrons ultérieurement la conduite qu'elle impose au chirurgien.

Fractures du condyle interne.

1. LE TRAIT DE FRACTURE

Il commence à quelques millimètres au-dessus du noyau épitrochléen et traverse l'extrémité inférieure humérale en suivant une direction d'abord transversale, puis oblique de haut en bas. Il pénètre dans la cavité coronoïde, puis aboutit à la gorge de la trochlée.

La fracture du condyle interne est donc l'homologue de la fracture du condyle externe, aussi serait-il logique de l'appeler *fracture oblique interne*, comme le faisait Denucé.

Cette description permet de comprendre quels sont les rapports du trait de fracture avec les noyaux épiphysaires.

Gurlt confondait *la fracture et le décollement du noyau trochléen*. Il suffit pour montrer que cette opinion est fausse de rappeler que ce noyau est tout petit et forme uniquement la lèvre interne de la trochlée. Le trait de fracture est nettement au-dessus en pleine diaphyse. Il ne touche pas au noyau trochléen, mais à sa partie inférieure, il intéresse le cartilage de conjugaison au moment où il pénètre dans la gorge de la trochlée.

Le fragment détaché comprend toute la moitié interne de l'épiphyse humérale, y compris les noyaux épitrochléen et trochléen. Sa face cartilagineuse répond à la surface articulaire depuis le bord interne du coude jusqu'à la gorge de la trochlée.

2. LES DÉPLACEMENTS

D'habitude le fragment condylien subit un notable déplacement. Il abandonne l'articulation et va se placer à la face interne du coude au contact de l'olécrane.

Au déplacement principal qui, de façon constante, se fait en dedans et en bas, s'associe généralement un déplacement secondaire. Le condyle peut se luxer à la fois en dedans et en arrière. On le trouve alors au voisinage du sommet de l'olécrane. Ce type de déplacement est décrit par Kocher.

La luxation postérieure du fragment condylien peut avoir des conséquences qu'il est utile de signaler. Elle peut être l'occasion d'une compression du nerf cubital qui se trouve refoulé par le fragment et se tend dans la gouttière épitrochléo-olécranienne. Nous rappellerons à ce propos que, dans une note du *Traité de chirurgie clinique et de médecine opératoire* d'Édouard Albert (de Vienne), 1893, Broca signale la possibilité d'une paralysie cubitale dans les fractures de la trochlée, paralysie soit primitive par élongation sur le fragment, soit secondaire par englobement dans le cal.

Le déplacement postéro-interne n'est pas le seul qu'on puisse observer. Au lieu de se porter en arrière, le fragment condylien peut se luxer en avant, au contact du bec de l'apophyse coronoïde.

La persistance de ce déplacement antéro-interne peut compromettre gravement le fonctionnement de l'articulation. Le fragment peut rester interposé entre la face antérieure de l'humérus et l'avant-bras, et jouer le rôle d'un coin osseux qui gênera plus tard les mouvements de flexion. On s'expose donc, en ne réduisant pas très exactement, à voir persister une limitation de la flexion après consolidation de la fracture.

La fracture à gros déplacement peut se compliquer de modifications survenues dans l'orientation du fragment. Celui-ci, libre de toute attache ligamentaire, peut basculer sur lui-même. Il arrive que, son bord supérieur s'abaissant, sa surface fracturée primitivement oblique se place horizontalement. Ou bien encore une rotation complète à 90° se produit et le fragment, après avoir pivoté sur lui-même, se trouve orienté de telle façon que sa face périostée regarde l'articulation, tandis que sa face fracturée est tournée vers l'extérieur.

Un de nos malades avait une fracture de cette catégorie. Les manœuvres de réduction faites sous anesthésie n'ont pas permis de réduire, et l'intervention qui fut nécessaire montra que la cause de la non-réduction était l'orientation défectueuse du fragment.

Un fait important dans l'étude anatomique de la fracture du condyle interne, c'est l'existence, de façon presque constante, d'une luxation complète ou incomplète de l'avant-bras. Le condyle, en se déplaçant, est accompagné par l'extrémité supérieure du cubitus qui peut ou non entraîner à sa suite l'extrémité supérieure du radius.

Si la luxation est·incomplète, le cubitus seul se luxe en haut et en arrière. La tête radiale reste au contact du condyle externe. Dans le cas contraire, cubitus et radius se luxent en même temps et suivent le fragment dans son déplacement.

Une attitude en cubitus varus plus ou moins accentuée est la conséquence de cette luxation du coude.

Fractures de l'extrémité supérieure du radius.

On ne doit pas comprendre, dans l'étude anatomique des fractures de l'extrémité supérieure du radius, les fissures osseuses qui sont des irradiations d'un trait de fracture diaphysaire. Elles sont exceptionnelles chez l'enfant et, de ce fait, sans intérêt pour nous.

Deux variétés sont classiques mais se rencontrent avec une fréquence très inégale. L'une est exceptionnelle, C'EST LA FRACTURE DE LA TÊTE RADIALE ; l'autre est la variété habituelle qu'on doit décrire plus particulièrement : LA FRACTURE DU COL RADIAL.

FRACTURES DE LA TÊTE RADIALE

Elles sont caractérisées anatomiquement par un écrasement de la cupule radiale dont un des bords s'aplatit et s'élargit sous l'effet des pressions contre le condyle externe.

Gazet (Thèse de Lyon, 1903) en cite des exemples chez l'adulte. Mouchet n'a vu aucun cas semblable chez l'enfant. Nous-mêmes n'en avons pas rencontré et nous pensons avec Broca que la fracture du col radial est la règle chez le sujet jeune et celle de la tête radiale, l'exception.

FRACTURES DU COL RADIAL

Le trait de fracture.

1. Le trait de fracture est quelquefois complètement transversal. Il siège à peu près à égale distance de la cupule radiale et de la tubérosité bicipitale.

Hoffa pensait que cette fracture était en règle générale un décollement épiphysaire, mais l'examen de tous nos clichés montre nettement que le trait de fracture est situé bien au-dessous du noyau épiphysaire radial. Broca et Mouchet ont également insisté sur ce fait que la fracture classique de l'extrémité supérieure du radius chez l'enfant n'était pas un décollement épiphysaire.

2. Le trait de fracture peut être plus ou moins oblique de haut en bas et de dedans en dehors, de telle façon que le fragment supérieur est plus épais sur son bord externe que sur son bord interne.

3. Enfin il peut ne pas exister de trait de fracture qui divise complètement deux fragments, mais une inflexion de l'extrémité supérieure du radius sur son bord externe. Nous avons eu un exemple très net d'une fracture de ce genre. On voit sur le cliché que la tête radiale a basculé en dehors. Le col radial s'est infléchi sur lui-même, mais il n'existe pas, à proprement parler, de trait de fracture.

LE DÉPLACEMENT

Fractures sans déplacement. — Elles sont relativement fréquentes, le fragment supérieur reste au contact de l'extrémité supérieure de la diaphyse. Mouchet cite trois observations semblables.

Fractures avec déplacement. — C'est la variété classique. Broca et Mouchet décrivent comme type classique le déplacement externe. C'est aussi celui que nous avons vu exister toujours sur nos clichés. La tête radiale peut basculer complètement sur le bord externe de la diaphyse. Il n'est pas rare d'ailleurs, qu'en se luxant complètement en dehors le fragment supérieur vienne se placer soit en avant soit en arrière. En ce qui concerne l'extrémité diaphysaire, on la voit généralement se porter en avant et en dedans du côté du cubitus. Il est rare que les deux fragments aient perdu complètement contact.

Même dans les cas de gros déplacement, la tête radiale basculée sur la face externe de la diaphyse reste accolée à sa surface. Il peut arriver même qu'il y ait engrènement des deux fragments par pénétration de la diaphyse dans la tête radiale. Cette disposition rend toujours très difficile la réduction du fragment supérieur qu'on ne peut pas désengréner.

LÉSIONS DES PARTIES MOLLES

Les fractures de l'extrémité supérieure du radius sont habituellement des fractures fermées. Nous n'avons pas d'exemple de fractures compliquées.

Nous signalerons, parmi les lésions péri-articulaires, les décollements périostiques qui font les ossifications exubérantes après consolidation de la fracture. Nous signalerons également les contusions et les hématomes des parties molles.

Les ligaments articulaires ne se comportent pas de la même façon. Le ligament latéral externe est toujours plus ou moins déchiré, car le fragment en se luxant en dehors l'atteint forcément. Le ligament annulaire est au contraire respecté et c'est lui qui maintient en place l'extrémité supérieure de la diaphyse radiale.

Fractures complexes.

A côté des variétés précédentes, il est utile de faire une place à certaines fractures complexes qui sont la conséquence de traumatismes plus graves et se caractérisent par des traits de fractures multiples.

Dans ce groupe se classeraient : *les fractures en T et les fractures par écrasement*. Elles sont exceptionnelles et nous n'en avons pas d'exemple.

Par contre, en examinant nos clichés, nous avons constaté assez souvent l'existence d'un double trait de fracture.

Les fractures complexes ont tous les caractères anatomiques propres aux variétés déjà étudiées. La seule chose qui les distingue, c'est l'association de deux types de fractures sur le même coude. On comprend qu'elles aient un pronostic plus sévère en raison des difficultés plus grandes de réduction auxquelles elles donnent lieu.

Les variétés de fractures complexes que nous avons vu se réaliser sont les suivantes :

1° FRACTURE DU CONDYLE EXTERNE ET ARRACHEMENT DE L'ÉPITROCHLÉE. C'est la variété la plus fréquente. On en trouvera des exemples sur les clichés radiographiques que nous avons reproduits.

2° FRACTURE DU COL RADIAL ET ARRACHEMENT DE L'ÉPITROCHLÉE. L'association de ces deux fractures n'est pas exceptionnelle. Un exemple très net figure parmi les clichés qui accompagnent notre chapitre d'anatomie pathologique.

PLANCHE III. — *Anatomie pathologique (suite).* — Fractures du condyle externe (figures 24 à 29); — de l'épitrochlée (figures 30 à 34); — du col radial (figures 35 à 37); — du condyle interne (figures 38 et 39).

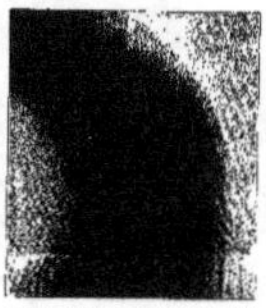

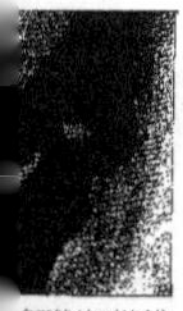

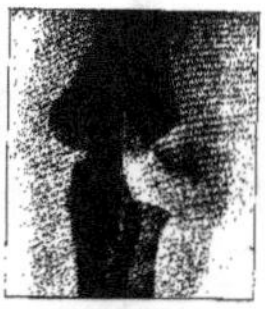

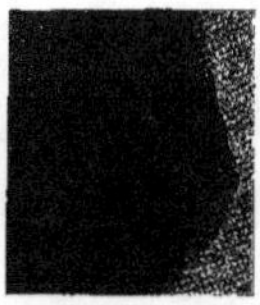

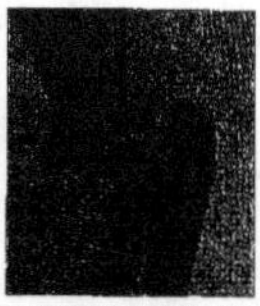

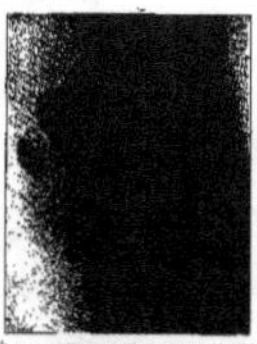

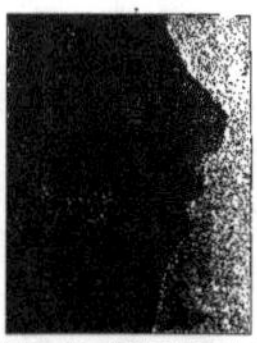

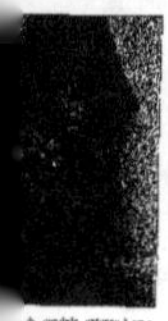

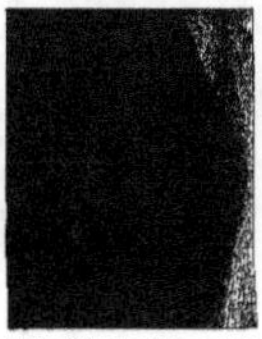

CHAPITRE VI

SYMPTOMATOLOGIE DES FRACTURES DU COUDE

Fractures sus-condyliennes.

Signes fonctionnels. — Quelle que soit la variété de fractures du coude, les signes fonctionnels sont les mêmes avec des différences qui tiennent à l'étendue et à la gravité des lésions.

Lorsqu'il s'agit d'une sus-condylienne, l'enfant accuse une douleur très atténuée au repos, mais très vive à la moindre mobilisation. Il localise cette douleur au niveau de son articulation.

L'impotence fonctionnelle est généralement complète, et lorsque peuvent être exécutés spontanément quelques mouvements de flexion et d'extension, ceux-ci sont toujours de faible amplitude.

Signes physiques. — La symptomatologie des sus-condyliennes tient tout entière dans la constatation des signes physiques. Ils ont le maximum de netteté dans la fracture classique à gros déplacement.

1. LA DÉFORMATION

Elle est caractéristique. L'avant-bras est en flexion légère vers 140 à 150 degrés. Le coude est élargi dans le sens antéro-postérieur et présente en arrière une saillie volumineuse surmontée d'une encoche. A la face antérieure se dessine l'extrémité humérale portée en avant. L'avant-bras paraît raccourci. C'est en somme la déformation bien connue de la luxation postérieure.

En apportant plus de soins à l'examen, on voit que très généralement cette luxation postérieure n'est pas isolée. Il est rare qu'un déplacement du fragment inférieur en arrière de la diaphyse ne se complique pas d'un déplacement latéral. La saillie que forment le fragment épiphysaire et l'olécrane est, d'habitude, déjetée sur l'un des bords de l'articulation, le plus souvent sur le bord externe. Inversement, l'extrémité inférieure de la diaphyse qu'on voit se dessiner en avant est d'ordinaire saillante sur le côté interne de l'articulation, où elle menace parfois de percer la peau.

Il en résulte qu'en voyant son malade d'abord de profil, puis de face, on se rend compte que le fragment est non seulement luxé en arrière, mais également déplacé, soit en dehors, soit en dedans. L'avant-bras subit en masse le même déplacement et bascule, suivant les cas, en cubitus valgus ou varus.

Les fractures très récentes montrent bien cette déformation classique, symptôme très important et d'une constatation facile. Mais au bout de quelques heures apparaît un GONFLEMENT ARTICULAIRE d'abord limité, puis augmentant peu à peu. Le lendemain et les jours suivants, le coude devient uniformément globuleux et la déformation s'atténue, faisant place à un gonflement généralisé.

Les ECCHYMOSES sont plus tardives. Elles apparaissent au deuxième ou troisième jour, plus ou moins vite, suivant le degré d'attrition des parties molles. Localisée au début autour de l'articulation qu'elle entoure comme d'un bracelet, l'infiltration sanguine progresse surtout du côté interne et souvent s'étend jusqu'à mi-hauteur du bras et de l'avant-bras, donnant à toute cette région une teinte uniformément violacée. Avec des ecchymoses étendues, se voient quelquefois, mais de façon exceptionnelle, des PHLYCTÈNES dont il suffit de signaler l'existence.

2. L'EXPLORATION DU COUDE

Pour obtenir des renseignements précis par la palpation, il est indispensable de procéder avec méthode. On fait asseoir l'enfant, et, se plaçant en face de lui, on commence à explorer la diaphyse humérale que l'on suit facilement jusqu'à son extrémité inférieure. On reconnaît alors la saillie qui occupe le pli du coude. Rarement elle paraît très déchiquetée, car elle est sentie à travers le muscle brachial antérieur. Se plaçant alors en arrière de l'enfant, on explore la face postérieure de l'humérus. Au niveau de son tiers inférieur, les doigts pénètrent profondément dans une dépression que limite en bas le rebord du fragment osseux. Le relief du tendon du triceps et les muscles épicondyliens empêchent en général de préciser la forme exacte et la situation du fragment ; mais en palpant avec soin, on arrive quelquefois à sentir son bord supérieur plus ou moins déchiqueté.

La face postérieure du cubitus et la saillie olécranienne qui la continue sont faciles à reconnaître et à suivre jusqu'au niveau du coude. L'extrémité supérieure du radius est plus difficile à explorer. Elle suit le fragment inférieur dans son déplacement, c'est-à-dire s'échappe en arrière. On la sent rouler sous le doigt très nettement lorsque le fragment est petit et l'articulation peu tuméfiée. On peut avoir dans d'autres cas de grosses difficultés à la reconnaître.

Ceci fait, on doit repérer aussi exactement que possible les saillies normales du coude : olécrane, épicondyle, épitrochlée. Il est bon de procéder de la façon suivante :

En se mettant en face de l'enfant, on prend son articulation à pleine main. S'il s'agit d'une fracture du coude droit, le pouce est placé sur l'épitrochlée, le médius sur l'épicondyle, l'index sur l'olécrane. Ces trois saillies reconnues — ce qui demande beaucoup d'attention — on répète au besoin la même exploration du côté sain et on peut juger si leurs rapports sont modifiés. Dans la sus-condylienne, l'avant-bras étant en demi-extension, l'épitrochlée, l'épicondyle et le sommet de l'olécrane sont sur une ligne droite, alors que dans la luxation simple, les rapports de ces trois saillies sont changés.

On trouve d'ailleurs d'autres signes de fractures en complétant cette exploration.

La main placée encore en arrière du coude, saisissons entre les doigts le fragment inférieur en immobilisant l'humérus avec l'autre main. En imprimant quelques mouvements de latéralité, nous obtenons très vite deux signes importants : LA MOBILITÉ ANORMALE ET LA CRÉPITATION.

La crépitation est quelquefois tellement nette qu'elle est entendue par les assistants. Elle fait défaut dans la fracture à très grand déplacement, avec perte de contact des fragments juxtaposés dans le sens antéro-postérieur, ou bien est remplacée par une crépitation fine due au contact de deux surfaces périostées frottées l'une contre l'autre.

La mobilité anormale, et par suite la crépitation, manquent complètement dans les fractures engrenées.

A ces signes que fournit la palpation, viennent s'ajouter les résultats des mensurations. La distance acromio-épicondylienne mesurée sur le membre sain et le membre malade est diminuée de un ou deux centimètres sur ce dernier par suite de l'ascension du fragment inférieur. Il en est de même de la distance acromio-styloïdienne, plus facile à mesurer à cause de la saillie plus apparente de l'apophyse styloïde du radius.

La fracture sus-condylienne à gros déplacement, lorsqu'elle est récente, s'accompagne de signes très nets qu'on découvre sans recourir à l'anesthésie générale. La douleur provoquée et la contracture musculaire sont cependant dans tous les cas une gêne sérieuse pour l'examen.

Pour prendre très exactement les points de repère, pour obtenir des renseignements très précis sur le siège de la fracture et la situation du fragment, il est toujours préférable et quelquefois indispensable d'endormir l'enfant, ne fût-ce que pendant un temps très court. L'anesthésie est utile dans tous les cas, sinon d'emblée, du moins après un premier examen de l'articulation, mais elle est absolument indispensable et on ne saurait s'en passer si la fracture date de quelques jours. Le gonflement articulaire et l'infiltration des parties molles augmentent en effet les difficultés de l'examen. Le doigt explore des régions œdématiées au milieu desquelles on ne perçoit plus les repères osseux. En supprimant le symptôme douleur, l'anesthésie rend non pas facile, mais possible l'exploration complète de la fracture.

Elle permet également la recherche des mouvements provoqués. Dans une sus-condylienne classique la flexion peut être obtenue sous anesthésie jusqu'à l'angle droit et sans difficulté. Audelà, le même mouvement est arrêté par une résistance osseuse due au butoir diaphysaire. L'extension est facile et, symptôme propre à la sus-condylienne, elle est possible à l'excès ; l'avant-bras peut être amené en hyper-extension.

Il faut également signaler les mouvements de latéralité de l'avant-bras qu'on peut obtenir au siège même de la fracture.

D'ailleurs cette recherche est plus dangereuse qu'utile, car on court le risque d'aggraver les lésions sans bénéfice certain pour le diagnostic.

A côté de cette symptomatologie qui concerne la sus-condylienne classique à gros déplacement, une place doit être faite aux fractures dites sans déplacement.

Les signes essentiels restent d'ailleurs les mêmes. Si l'on veut tenir compte du peu de valeur du symptôme douleur, de l'absence de déformation, il ne reste pour affirmer cette fracture que la constatation des signes principaux : mobilité anormale et crépitation. Il sont ici d'une constatation moins facile, et sous peine de commettre une erreur de diagnostic on doit recourir à l'anesthésie générale, qui seule permet l'exploration attentive que nécessite la fracture sans déplacement.

Décollements épiphysaires de l'extrémité inférieure de l'humérus.

Nous serons brefs sur leur symptomatologie. Nous rappelons que c'est une lésion très rarement constatée, et uniquement chez des sujets n'ayant pas atteint la troisième année.

Les symptômes sont, à certains détails près, ceux des suscondyliennes. Les déplacements sont les mêmes. S'ils sont peu accentués, l'aspect est celui d'une contusion simple du coude. En cas de déplacements très étendus, les apparences sont en faveur d'une fracture classique.

Deux symptômes peuvent cliniquement attirer l'attention. Le palper peut montrer une extrémité diaphysaire régulièrement arrondie, tandis que dans la fracture elle est déchiquetée et généralement terminée en bec. Quelquefois, si l'œdème est minime, les doigts accrochent le fragment épiphysaire dont on sent la face supérieure régulièrement excavée en cupule.

Enfin un signe sur lequel les auteurs ont attiré l'attention, c'est l'existence d'une crépitation douce et étouffée, qu'engendre le frottement de la diaphyse contre l'épiphyse.

Avant deux ans la radiographie ne montre aucun déplacement, car l'épiphyse est cartilagineuse et perméable aux rayons X. Au delà de cet âge, le noyau condylien qui commence à apparaître est visible, et l'examen du cliché montre qu'il a subi un déplacement plus ou moins grand. *On ferait en somme le diagnostic du décollement du condyle*

*externe si l'examen clinique ne montrait pas l'existence
d'un fragment comprenant la totalité de l'extrémité épiphysaire et mobile sur la diaphyse.*

Fractures du condyle externe.

Signes fonctionnels. — Comme les sus-condyliennes les
fractures du condyle externe n'ont pas de symptômes fonctionnels qui leur appartiennent en propre. Une douleur,
vive à l'occasion des mouvements provoqués, mais en général mal localisée par l'enfant, une impotence à peu près
complète, sont les signes ordinaires de la fracture, mais
n'ont aucun caractère spécial à cette variété.

Signes physiques. — Ceux-ci ont d'habitude une grande
netteté. L'avant-bras malade est en flexion moyenne vers
130 ou 140°, accolé au thorax, immobilisé par le membre
du côté sain ; la main est en demi-pronation.

1. LA DÉFORMATION

Lorsqu'on examine une fracture du condyle externe un
temps très court après l'accident, avant l'apparition des
signes de réaction articulaire, il est facile de remarquer
une déformation assez caractéristique. Sur le bord externe
de l'humérus, un peu au-dessus de l'articulation, on aperçoit, de face, l'existence d'une saillie osseuse où se reconnaît un fragment qui proémine en dehors. Généralement
peu volumineuse cette saillie ne détermine pas une encoche
très nette. Elle soulève un peu irrégulièrement les téguments, et quelquefois on voit se dessiner sous la peau amincie une arête osseuse qui paraît prête à l'ulcérer.

Cette déformation appartient à la fracture classique ;
elle est due au déplacement externe du noyau condylien.

Il est fréquent d'ailleurs que ce noyau ne se déplace pas
exclusivement en dehors. Il peut se porter en avant ; dans

ce cas la saillie occupe la région antéro-externe du pli du coude. En se faisant en arrière, comme il est fréquent de l'observer, le déplacement donne lieu à une déformation un peu différente. Une saillie existe à la face postérieure et externe du coude, surtout accentuée lorsque la tête radiale a suivi le fragment et s'est luxée avec elle. On pourrait croire à la déformation de la sus-condylienne.

Quelques heures après le traumatisme commence à apparaître *le gonflement articulaire*. Il débute à la région externe et peut s'y localiser, mais il n'est pas rare de le voir s'étendre d'une façon diffuse à toute l'articulation.

Enfin après deux ou trois jours se montrent les *ecchymoses*. Leur étendue dépend de l'importance des décollements et déchirures périostiques, mais leur siège est invariable. C'est au niveau du bord externe du coude qu'elles se localisent, et souvent elles entourent d'un anneau la saillie du fragment. Il est exceptionnel de les voir s'étendre à toute l'articulation.

2. L'EXPLORATION DU COUDE

Par une palpation soigneuse au niveau de la saillie qui se dessine sur la face externe du coude, on arrive assez bien, à moins d'un gonflement articulaire énorme, à sentir le fragment déplacé. Sa situation superficielle sous les téguments permet de le délimiter assez exactement. On reconnaît qn'il est irrégulier, et souvent au niveau du point où il se sépare de la diaphyse, on sent assez bien son bord supérieur saillant sous la peau. Dans certains cas le fragment peut avoir basculé sur lui-même et former en un point une arête coupante qui menace de perforer les téguments.

En immobilisant d'une main le coude malade on peut saisir entre deux doigts ce fragment condylien et reconnaître sa mobilité. Il est possible de le déplacer avec la plus grande facilité, soit verticalement, soit d'avant en arrière, et l'on obtient ainsi une crépitation généralement assez nette.

Toute exploration faite au siège même de la fracture nécessite que l'on procède avec douceur pour ne pas occasionner de douleurs vives qui ne permettraient pas de continuer l'examen.

La douleur provoquée est un symptôme qu'il est utile de rechercher dans la fracture sans déplacement, ne donnant nettement ni mobilité anormale, ni crépitation. Lorsque l'enfant est docile, il est possible de préciser le siège exact de cette douleur que provoque la pression sur le côté externe de l'humérus, à deux ou trois centimètres au-dessus de l'interligne articulaire et que provoque également la pression sur le milieu du pli du coude. A défaut d'autres symptômes cette douleur localisée est un signe de réelle valeur qui permet de penser à l'existence d'une fracture.

Il ne suffit pas, quand on examine son malade, de constater un fragment condylien déplacé et mobile. Une exploration plus complète est indispensable.

On doit s'efforcer de repérer aussi exactement que possible les extrémités supérieures du cubitus ou radius.

En ce qui concerne le radius la chose est habituellement difficile, car le fragment peut avoir basculé en bas et en dehors et cacher son extrémité supérieure. On ne sentira bien cette dernière qu'en introduisant les doigts de part et d'autre du condyle, et généralement en faisant cette manœuvre on reconnaîtra la cupule radiale qui roule sous le doigt lorsqu'on fait exécuter quelques légers mouvements de pronation et de supination. La tête radiale peut avoir suivi le fragment condylien dans son déplacement; on la trouve dans ce cas au-dessous et en arrière de lui. Ou bien le radius conserve ses rapports avec le cubitus, seul le fragment huméral s'est luxé. La tête radiale est alors cachée par le noyau condylien et difficile à explorer.

Il est toujours plus facile de repérer l'extrémité supérieure du cubitus dont le relief est plus apparent. On constate suivant les cas qu'elle a conservé ses rapports articulaires, ou bien que l'olécrane s'est luxé en même temps que le radius. Tout l'avant-bras a subi dans ce dernier cas un déplacement postéro-externe plus ou moins accentué.

Lorsque l'enfant très docile se prête bien à l'examen, on peut obtenir qu'il fasse spontanément, ou lui faire exécuter passivement, des mouvements articulaires assez étendus, possibles sans grosses douleurs. L'avant-bras peut être souvent fléchi jusqu'à l'angle droit, au delà la douleur provoquée et la contracture musculaire limitent la flexion.

L'extension peut être obtenue presque complètement. Des mouvements anormaux de latéralité de l'avant-bras peuvent également être obtenus. Un certain degré d'adduction est possible, l'abduction est au contraire très limitée par la douleur.

Il en est de même de la pronation et de la supination. Un symptôme pour ainsi dire constant des fractures du condyle externe est la douleur excessive provoquée par ces mouvements. Encore faut-il faire des différences entre l'un et l'autre. Quoique très douloureuse, la pronation est quelquefois possible, mais toujours très limitée ; la supination, au contraire, est, dans presque tous les cas, impossible sur l'enfant qui n'est pas endormi. On conçoit aisément que les mouvements de supination aient pour résultat de provoquer des douleurs très vives en exagérant les contacts des surfaces osseuses fracturées.

Pour mener à bien l'examen de son malade, il est indispensable de recourir à l'anesthésie générale. Le gonflement articulaire qui survient au deuxième ou troisième jour rend difficile la recherche des repères osseux et la douleur provoquée obligerait souvent à renoncer à l'exploration. Les mêmes difficultés existent encore lorsque l'enfant est endormi, mais il est plus facile dans ce cas de constater la position exacte du fragment, sa mobilité et les modifications survenues dans les rapports des extrémités articulaires.

Toute contracture musculaire disparaissant, on peut librement mobiliser le coude. La situation du fragment condylien est rarement un obstacle aux mouvements provoqués. Il n'est pas rare d'obtenir sous anesthésie des mouvements d'une amplitude presque normale. La flexion est souvent seule limitée, mais c'est lorsqu'on a dépassé l'angle droit qu'on est arrêté par la présence du noyau condylien déplacé sur la face antérieure de l'humérus. L'extension est toujours complète et quelquefois on peut mettre l'avant-bras en hyper-extension comme lorsqu'il s'agit d'une sus-condylienne. En examinant les deux avant-bras placés dans l'extension on peut constater une déviation du côté malade : cubitus valgus exagéré ou inversement cubitus varus. Cette modification, qui peut survenir dans l'axe de l'avant-bras et du bras, passe inaperçue dans la flexion et n'est constatée que dans l'extension complète et par comparaison avec le côté sain. Elle n'est vue d'ailleurs le plus souvent qu'à l'occasion de fractures anciennes vicieusement consolidées.

Les mouvements de latéralité sont obtenus très facilement sous anesthésie. L'avant-bras peut être amené en adduction. En basculant, le radius entraîne à sa suite le fragment condylien par l'intermédiaire du ligament latéral externe, et fait bâiller le trait de fracture plus facile à reconnaître. Il est rare qu'on puisse obtenir au même degré l'abduction de l'avant-bras, car ce mouvement est limité par le ligament latéral interne qui a conservé son intégrité. En portant l'avant-bras en abduction on provoque quelquefois de la crépitation due au rapprochement des surfaces fracturées du condyle et de la diaphyse.

La pronation et la supination sont toujours possibles sous anesthésie. Pour les mêmes raisons que précédemment la supination forcée de l'avant-bras détermine de la crépitation.

7

Nous rappelons toutefois que ces mouvements provoqués offrent des dangers pour la consolidation de la fracture car ils peuvent augmenter les déchirures périostiques et exagérer les déplacements.

Décollements du condyle externe.

Nous avons décrit anatomiquement le décollement du noyau condylien à la suite de la fracture. Nous rappelons que nous croyons cette lésion très rare ; aussi nous contentons-nous d'en énumérer les symptômes. On peut dire que le décollement du noyau condylien a la même symptomatologie que la fracture avec quelques différences de détails qui peuvent passer inaperçues. C'est en effet toujours le cliché qui permet un diagnostic.

Habituellement peu de déplacement du fragment et par suite peu de déformation. Broca admet que le déplacement antérieur du noyau condylien est un des caractères anatomiques du décollement. Nous renvoyons au chapitre d'anatomie pathologique, où nous avons montré qu'il n'existe qu'un simple glissement du condyle et nous en concluons que ce déplacement est trop minime pour donner des signes cliniques.

En explorant l'articulation on provoque une douleur assez vive sur la région externe du coude. On peut penser à une contusion simple mais en prenant avec les doigts le condyle huméral on constate comme dans la fracture sa mobilité et sa crépitation.

L'une et l'autre sont moins accentuées et la crépitation surtout a des caractères spéciaux. Elle peut manquer, mais quand on l'obtient on constate que c'est une crépitation fine, neigeuse, engendrée par le frottement de deux surfaces cartilagineuses l'une contre l'autre.

Le décollement ne se complique pas de luxation des os

de l'avant-bras. Il apparaît, en somme, comme une lésion peu grave, susceptible d'être confondue avec une contusion du coude, si l'examen n'est pas très soigneux, ou bien avec une fracture du condyle si l'on n'a pas su distinguer la crépitation vraie de la crépitation fine et cartilagineuse du décollement.

Fractures de l'épitrochlée.

Il existe deux variétés de fractures de l'épitrochlée trop différentes par leur symptomatologie pour qu'on puisse les comprendre dans une même description. On voit en effet de jeunes enfants se présenter après un traumatisme léger, avec un coude demi-fléchi, peu douloureux, et conservant encore quelques mouvements de flexion et d'extension. Devant la bénignité des signes fonctionnels, le peu de gonflement articulaire et l'absence de déformation, on pourrait croire à une contusion simple si l'examen ne permettait pas de constater les signes d'un arrachement osseux concomitant. A côté des malades chez lesquels la fracture de l'épitrochlée se montre aussi simplement, il en est d'autres qui présentent d'emblée la douleur vive et l'impotence fonctionnelle complète des gros traumatismes du coude. Ce qui frappe chez eux, indépendamment de la plus grande gravité des signes fonctionnels, c'est la luxation des os de l'avant-bras plus ou moins cachée par le gonflement articulaire, et masquant souvent les signes de la fracture.

Les malades de la première catégorie guérissent bien par le repos, même sans immobilisation, les autres récupèrent souvent très incomplètement leurs mouvements articulaires après une réduction toujours difficile à obtenir.

Arrachements de l'épitrochlée.

Le tableau clinique des arrachements de l'épitrochlée sans luxation du coude peut se résumer de façon très simple.

On remarquera d'abord le peu de gravité du retentissement articulaire. Les douleurs spontanées sont minimes et l'enfant exécute souvent quelques mouvements de flexion et d'extension sans souffrir beaucoup. Localement on ne note pas de déformation bien nette. Le coude est à demi fléchi et l'épitrochlée détachée est de trop faible volume pour déterminer une saillie apparente sous les téguments.

Au bout de quelques heures apparaît cependant du gonflement localisé au côté interne de l'articulation et plus tardivement se montrent des ecchymoses qui restent limitées à la face interne de l'humérus.

Les signes appartenant en propre à la fracture sont faciles à rechercher. On doit se placer en face du malade et palper avec soin la région interne du coude. En un point très limité sur l'épiphyse humérale à quelques centimètres de l'interligne articulaire la pression provoque une douleur très vive. C'est là un signe important de fracture à la condition qu'on puisse localiser exactement le point douloureux et qu'on ne le confonde pas avec celui de l'entorse qui siège sur le ligament latéral interne.

La recherche du fragment épitrochléen plus ou moins déplacé doit être faite attentivement. S'il est très superficiel on sent quelque part sur le côté interne de la diaphyse un tout petit noyau très facile à mobiliser. Si le déplacement est considérable on doit chercher le fragment qui peut avoir fui, soit en avant soit en arrière. On le trouve en général au voisinage de l'interligne articulaire au contact de l'apophyse coronoïde ou bien en arrière au voisinage de la gouttière olécranienne. Il est facile de reconnaître qu'il s'agit de l'épitrochlée, car on sent avec l'extrémité des doigts un tout petit fragment de la grosseur d'une lentille et très facilement déplaçable. On peut le remonter contre l'extrémité humérale et le placer dans la situation qu'il occupait précédemment, sans qu'il soit possible d'habitude de l'y maintenir.

La crépitation est un symptôme qu'il faut savoir rechercher. On l'obtient aisément dans la fracture à faible déplacement, mais sa constatation n'ajoute rien au diagnostic. Elle fait défaut lorsque le noyau osseux a perdu contact complètement avec les surfaces osseuses voisines.

Dans tous ces cas il est facile de prendre les points de repère habituels. On vérifie que l'olécrane a conservé ses rapports normaux et que la tête radiale est en place au-dessous du condyle.

En procédant avec douceur pour ne pas provoquer de brusques mouvements de défense on peut obtenir que l'enfant fasse lui-même des mouvements articulaires. Flexion et extension sont en général peu limitées. L'avant-bras étendu est quelquefois dévié en cubitus valgus léger. La pronation est généralement presque complète et non douloureuse. La supination, ou tout au moins la supination forcée, provoque d'habitude une douleur vive due à la tension du ligament latéral interne qui entraîne l'épitrochlée. Les mouvements de latéralité du coude font défaut, mais si l'on essaie de placer l'avant-bras en abduction exagérée on constate qu'une attitude en cubitus valgus plus accentuée que normalement est possible, mais habituellement au prix d'une douleur très vive.

Fractures de l'épitrochlée compliquées de luxation du coude.

Cette variétè s'oppose à la précédente dont elle se distingue par une symptomatologie plus bruyante.

L'aspect du malade est celui précédemment indiqué à propos des autres fractures du coude.

La douleur est très vive au repos, elle est exaspérée par les moindres mouvements articulaires. L'avant-bras est maintenu eu flexion et l'impotence fonctionnelle est complète.

La déformation est nette s'il s'agit d'une fracture

récente. C'est l'attitude de la luxation postéro-externe du coude avec saillie exagérée de l'olécrane surmontée d'une dépression à la face postérieure de l'humérus et d'une encoche sur son bord externe.

Assez rapidement cette déformation perd de sa netteté à cause de l'énorme gonflement articulaire qui ne tarde pas à apparaître. Les ecchymoses quelquefois très étendues restent cependant, comme le gonflement, prédominantes au côté interne.

La palpation est toujours difficile en raison de la douleur et du gonflement. On reconnaît cependant la saillie de l'olécrane déjetée d'habitude sur le côté externe du coude avec élargissement de la gouttière épitrochléo-olécranienne.

La luxation cubitale peut exister seule, le radius conservant ses rapports avec le condyle. Mais il peut arriver, dans les cas de grosses disjonctions articulaires, qu'il se luxe lui-même en arrière et en dehors. On sent alors son extrémité supérieure et les doigts peuvent accrocher le rebord postérieur de la cupule radiale.

Bien que superficiel, le fragment épitrochléen n'est pas toujours senti. Lorsqu'on peut le reconnaître, sa forme arrondie et sa mobilité permettent d'affirmer la fracture. Souvent l'importance du gonflement rend impossible la constatation du fragment osseux, mais on ne doit pas oublier que chez l'enfant la luxation simple est exceptionnelle et qu'elle est à peu près toujours symptomatique d'une fracture de l'épitrochlée.

Lorsqu'on essaie d'obtenir des mouvements articulaires on se rend compte qu'ils sont à peu près impossibles si l'on n'a pas soin d'endormir l'enfant; aussi doit-on recourir à l'anesthésie générale qui permet un examen complet du malade.

Les mouvements de flexion et d'extension qu'on fait exécuter à l'avant-bras ont quelquefois pour effet de réduire le déplacement des surfaces articulaires. On peut alors fléchir et étendre l'avant-bras et constater que celui-ci, placé dans l'extension, est plus ou moins dévié en cubitus valgus exagéré.

On peut encore porter le cubitus et le radius en abduction forcée et dans ce mouvement on augmente le déplacement du fragment épitrochléen entraîné par le ligament interne.

Il est nécessaire, car les cas de ce genre ne sont pas des raretés, de savoir que certaines fractures de l'épitrochlée peuvent se compliquer d'interposition articulaire. Les symptômes de cette interposition sont d'abord : l'absence de tout fragment osseux reconnaissable au palper et surtout l'impossibilité de réduire la fracture et d'obtenir des mouvements articulaires même sous anesthésie. On se rend compte qu'une résistance osseuse coince les surfaces articulaires. Les cas de ce genre seront étudiés plus complètement dans un chapitre ultérieur.

Fractures du condyle interne.

Signes fonctionnels. — Le tableau des signes fonctionnels est le même que celui de toutes les variétés précédemment décrites. On doit signaler toutefois la douleur très intense et l'impotence fonctionnelle complète qui accompagnent la fracture du condyle interne.

Signes physiques. — L'enfant se présente avec le coude demi-fléchi, à 120 ou 130 degrés, la main placée en demi-pronation, l'avant-bras complètement immobilisé.

Lorsqu'on examine l'articulation de face et de profil, on ne remarque pas, d'habitude, de déformation importante. Si la fracture est très récente, le gonflement est localisé au côté interne de l'articulation et on peut voir à la face postérieure de l'humérus une saillie que forme l'olécrane déplacé en haut et en arrière. Très rapidement cette déformation fait place à un gonflement généralisé.

En raison de son siège intra-articulaire, la fracture du condyle interne donne lieu à un gonflement énorme du coude qui devient uniformément tendu et globuleux.

Après un ou deux jours apparaissent des ecchymoses, qui débutent par la face interne, mais se généralisent rapidement à toute l'articulation.

Lorsqu'on palpe le coude malade on provoque une douleur très vive. L'enfant souffre à la pression au milieu de son articulation. Il pousse des cris lorsqu'on prend entre les doigts l'extrémité inférieure humérale au niveau de l'épicondyle et de l'épitrochlée, et surtout lorsqu'on presse sur la face postérieure de l'olécrane.

A plus forte raison, si l'on essaie de mobiliser le coude, on est arrêté par les mouvements de défense du petit malade. La flexion et l'extension sont complètement impossibles. Il est à signaler toutefois qu'on peut d'habitude faire exécuter quelques mouvements de pronation et de supination peu douloureux, car ils se passent dans les articulations radio-cubitale et radio-humérale respectées par la fracture.

L'examen de l'enfant est rendu très difficile par les douleurs très vives que provoque l'exploration faite sans anesthésie. Aussi est-il préférable d'endormir pendant quelques minutes. Pendant le sommeil anesthésique on peut palper librement le coude placé dans l'attitude la plus favorable à l'examen. On doit apporter beaucoup de soin à cette exploration car souvent le gonflement est énorme et cache les signes de la fracture.

On arrive à sentir un fragment placé sur le côté interne de la diaphyse elle-même refoulée en dehors. Il est assez volumineux et de forme irrégulière. Lorsqu'on le tient entre deux doigts on peut le mobiliser et obtenir de la crépitation.

Ce sont là des signes certains ; malheureusement leur constatation n'est pas toujours facile.

Il peut arriver que le gonflement soit tel qu'on ne sente pas nettement ce fragment, qu'il faut alors chercher en avant au contact de l'apophyse coronoïde ou bien en arrière, au voisinage de l'olécrane.

Si le déplacement est minime le fragment resté intra-articulaire est dans sa situation normale. Le trait de fracture est difficile à sentir, mais on peut, en plaçant les doigts de part et d'autre, reconnaître que le condyle interne est mobile avec crépitation.

Si le déplacement est considérable, le fragment est facile à reconnaître. La région articulaire qu'il occupait est inhabitée et les doigts pénètrent à ce niveau dans une dépression. La crépitation manque à cause du gros déplacement, mais on peut l'obtenir quelquefois en refoulant le condyle vers la diaphyse.

La recherche des points de repères articulaires doit être faite dans un second temps. L'épicondyle et le condyle externe sont dans leur situation normale. L'olécrane est remonté sur la face postérieure de l'humérus. La région interne de l'humérus est ou bien déshabitée par le fragment, ou bien occupée par une saillie que forme le bec de l'apophyse coronoïde. En somme le cubitus est plus ou moins complètement luxé en haut, en arrière et dedans.

On peut obtenir sous anesthésie des mouvements étendus de l'avant-bras. La flexion peut être souvent portée à l'angle droit ; au delà c'est le contact du fragment qui arrête l'avant-bras. L'extension est facile ; on peut même obtenir quelquefois de l'hyper-extension avec saillie de l'olécrane dans le pli du coude. Dans l'extension complète, possible sur l'enfant endormi, on remarque une attitude de l'avant-bras en cubitus varus plus ou moins accentuée due à l'ascension cubitale.

On peut exagérer cette déviation et porter l'avant-bras

en adduction forcée. On peut aussi la corriger en faisant le mouvement inverse mais le membre abandonné à lui-même reprend son attitude première.

Tous ces mouvements qui se passent au niveau de la fracture provoquent de la crépitation.

La pronation et la supination sont des mouvements respectés d'habitude. On sent la cupule radiale dans sa situation normale au-dessous du condyle.

Fractures de l'extrémité supérieure du radius.

Les symptômes des fractures de l'extrémité supérieure du radius n'ont pas toujours une grande netteté, et le diagnostic clinique en est quelquefois si difficile qu'un certain nombre de ces fractures passerait inaperçu sans le secours de la radiographie.

Signes fonctionnels. — Il y a peu de chose à dire au point de vue des symptômes fonctionnels. Dans la fracture classique du col, le retentissement articulaire est peu intense la douleur spontanée légère et l'impotence fonctionnelle incomplète. L'enfant peut exécuter quelques mouvements de flexion et d'extension. Seules la pronation et la supination sont très douloureuses.

Lorsque la fracture est intra-articulaire — fracture de la tête radiale — la réaction articulaire est plus vive et l'immobilisation de l'avant-bras est complète. Cette fracture ressemble à tous les graves traumatismes du coude, mais nous rappelons que chez l'enfant elle est exceptionnelle.

Signes physiques. — Il ne faut pas compter trouver toujours des signes physiques d'une grande netteté. L'enfant se présente l'avant-bras fléchi, la main en demi-pronation, le poignet soutenu par la main du côté opposé. Il est rare que la déformation soit très apparente. Si l'on excepte les rares fractures à très gros déplacement avec luxation antérieure de la diaphyse radiale, on ne remarque dans les cas habituels aucune déformation. C'est à peine si quelquefois le fragment basculé en dehors fait une légère saillie sous les téguments.

Le gonflement articulaire est peu intense. Il est limité, de même que les ecchymoses, au bord externe du coude.

Les signes principaux sont fournis par le palper avec d'autant plus de netteté que le gonflement est moins étendu.

Un symptôme de réelle valeur permettant à lui seul d'affirmer la fracture est la douleur provoquée à la pression sur la diaphyse radiale. Même en l'absence de tout autre signe ce symptôme suffit, mais il faut que la douleur soit localisée en un point très précis à un centimètre environ au-dessous de la tête radiale. Pour la constater il faut que l'enfant soit docile et se prête bien à l'examen, ce qu'on obtient généralement en procédant avec douceur pour ne pas éveiller inutilement de réaction douloureuse.

Cette douleur très localisée est un excellent signe qu'on doit rechercher avec soin dans la fracture du col radial sans déplacement susceptible d'être confondue avec une contusion du coude.

La fracture classique avec déplacement est plus nette.

On reconnaît au palper un fragment externe à contours réguliers et arrondis basculé latéralement contre le radius. En palpant attentivement on reconnaît le rebord de la cupule radiale. Il peut être saisi entre les doigts et mobilisé. Exception doit être faite pour la fracture avec engrènement.

La crépitation, très nette dans certains cas, peut manquer dans deux conditions : dans les cas de gros déplacements et lorsque les fragments sont engrenés.

Il faut comme toujours prendre les repères articulaires.

Le condyle externe est facile à sentir, d'autant mieux qu'on peut introduire les doigts dans une dépression placée au-dessous de lui. La diaphyse radiale est généralement déplacée en avant sous le pli du coude et maintenue dans cette position par l'action du biceps. Le cubitus est en place et l'extrémité inférieure humérale est intacte.

Si l'on essaie de faire exécuter quelques mouvements, on reconnaît qu'ils sont possibles sans grosse douleur. La flexion peut être amenée à l'angle droit, au delà c'est la contracture musculaire qui devient un obstacle. Il est rare que le fragment basculé en avant s'interpose entre l'humérus et l'avant-bras.

L'extension est généralement complète. En examinant les deux avant-bras étendus on voit exister du côté malade un cubitus valgus pathologique. Cette déviation latérale peut être exagérée par un mouvement d'abduction forcée qui fait basculer l'avant-bras en dehors en provoquant une vive douleur.

Les seuls mouvements très limités sont la pronation et la supination. Cette dernière surtout est très douloureuse. Lorsqu'on essaie d'obtenir de la supination, l'enfant pousse des cris et raidit ses muscles et quand on abandonne l'avant-bras il retombe immédiatement en demi-pronation.

CHAPITRE VII

DIAGNOSTIC DES FRACTURES DU COUDE

Ce chapitre sera forcément très court, car il ne peut être
que le complément des précédents chapitres où nous avons
longuement exposé les considérations générales d'examen
et la symptomatologie des différentes variétés de fractures.

Lorsqu'un enfant se présente après un traumatisme de
la région du coude, le diagnostic peut hésiter entre *contusion, luxation ou fracture.*
Quelques rares fractures sus-condyliennes sans déplacement, un certain nombre de fractures de l'épitrochlée et
parfois des fractures de l'extrémité supérieure du radius
peuvent simuler à s'y méprendre une *contusion simple* du
coude. Les symptômes sont peu différents dans les deux cas.
Il y a un peu de gonflement, peu ou pas d'ecchymoses,
l'enfant exécute spontanément quelques mouvements de
flexion et d'extension, la réaction douloureuse est minime.
On peut méconnaître la fracture. La recherche attentive des
points douloureux oriente parfois vers un diagnostic exact.
Il est prudent, malgré tout, de radiographier de parti pris
toutes les contusions du coude, si l'on ne veut pas s'exposer
à laisser passer inaperçue l'existence d'un trait de fracture.

Le diagnostic de *luxation* peut également présenter des
difficultés. On n'oubliera pas toutefois que chez l'enfant la
luxation simple non compliquée d'un arrachement osseux

est une lésion exceptionnelle. Il en existe des exemples
avec contrôle radiographique, car tout se rencontre en clinique et ce n'est qu'une question de fréquence. Il n'en reste
pas moins vrai que sous la luxation, symptôme apparent,
il faut toujours rechercher la fracture. C'est tout particulièrement la fracture de l'épitrochlée qu'on devra soupçonner,
mais parfois, les apparences cliniques étant tout en faveur
de la luxation simple, c'est le cliché qui fera découvrir l'existence d'un arrachement osseux dont cette luxation est symptomatique.

La luxation isolée de la tête radiale, compliquant une
fracture de la diaphyse cubitale au tiers supérieur, réalise
généralement toute la symptomatologie des fractures du
coude. Ce n'est pas une lésion exceptionnelle chez l'enfant.
Elle est d'ailleurs diagnostiquable cliniquement. Il suffit de repérer exactement la tête radiale pour sentir le
rebord antérieur de la cupule qui roule sous le doigt dans
les mouvements de pronation et de supination. De plus, en
palpant soigneusement le bord postérieur du cubitus depuis
la partie moyenne de la diaphyse jusqu'au sommet de l'olécrane, on parvient à déceler le siège de la fracture.

La grosse difficulté est de reconnaître *la variété de fracture*.

Certains symptômes ont cependant assez de valeur pour
orienter d'emblée vers un diagnostic. Nous voulons parler des déformations qui, pour certaines variétés, sont caractéristiques, et des ecchymoses dont la localisation est différente suivant les cas. Entourant d'un cercle toute l'articulation, elles font penser à la sus-condylienne ; localisées
à l'un des côtés, elles inclinent au diagnostic de fracture
d'un des condyles ; enfin très localisées au côté interne,
elles sont souvent symptomatiques d'un arrachement de
l'épitrochlée.

Il est donc utile de bien voir, mais il est également indis

pensable de bien palper. Lorsque l'œdème s'oppose à la perception exacte des fragments, le repérage soigneux des saillies péri-articulaires devient d'un grand secours. Nous rappelons qu'il ne faut jamais hésiter à faire une anesthésie générale de courte durée, et qu'on ne doit se déclarer satisfait d'un examen clinique qu'autant qu'on a senti nettement sur le coude de l'enfant l'épitrochlée, la saillie externe du condyle, le sommet de l'olécrane et la tête radiale.

Les erreurs de diagnostic le plus souvent commises sont les suivantes :

On peut confondre *fracture sus-condylienne et fracture du condyle externe* ; notamment dans les cas où la sus-condylienne se caractérise par un déplacement' latéral externe, seul ou coïncidant avec une luxation postérieure. Mais en pareil cas, les saillies articulaires du coude ont conservé leurs rapports normaux dans la fracture totale de l'extrémité inférieure. On sent au milieu du coude un bec diaphysaire irrégulier ; on mobilise quelquefois un fragment qui comprend la totalité de l'épiphyse. Dans le second cas une modification s'est faite dans les rapports réciproques du condyle externe et des autres saillies du coude ; on mobilise entre les doigts un fragment unique, qui comprend l'extrémité externe de l'épiphyse.

La fracture de l'épitrochlée, compliquée de luxation postérieure, simule également la *fracture sus-condylienne.* On fait un diagnostic en constatant la localisation des ecchymoses au côté interne du coude, la douleur prédominante à ce niveau, la saillie régulière de l'extrémité inférieure humérale où l'on sent les surfaces articulaires normales, en constatant enfin les modifications survenues dans les rapports réciproques des saillies osseuses.

La fracture du col radial est une de celles qu'on laisse le plus facilement passer inaperçues, surtout lorsqu'elle complique une autre fracture : du condyle externe, par exemple.

D'où le précepte de toujours rechercher la situation exacte de la tête radiale et de s'assurer si elle suit ou non les mouvements de pronation et de supination imprimés à l'avant-bras.

Le dernier mot du diagnostic appartient évidemment à la radiographie. Les indications fournies par la lecture du cliché sont trop précieuses pour qu'on puisse en aucun cas se dispenser d'y recourir.

CHAPITRE VIII

ÉVOLUTION, PRONOSTIC, FACTEURS DE GRAVITÉ, ADAP-
TATION DES FRACTURES DU COUDE

Évolution générale.

Très différentes par leur anatomie pathologique, les fractures du coude de l'enfant ont malgré tout des ressem-
blances dans leur évolution. Leur consolidation est précoce et s'achève rapidement. Au cinquième ou sixième jour
les fragments commencent à se souder. Dès la première
semaine une virole de tissu fibreux les maintient en contact. C'est le début de l'apparition du cal d'abord fibreux
et malléable. Jusqu'à ce moment la réduction de la fracture est possible par des manœuvres non sanglantes.
Plus tard, le cal est envahi par des travées osseuses.
Entre vingt et trente jours la consolidation est généralement
parachevée.

Le travail d'ossification est donc très rapide chez l'enfant,
puisque quelques semaines suffisent à la consolidation.
Cela tient à la fertilité extrême du périoste jeune et cela
nous explique qu'on ait très rarement l'occasion d'observer
des pseudarthroses chez l'enfant. On cite quelques
exemples de ces *pseudarthroses* et nous-mêmes en avons
observées. Il s'agit toujours de fractures de l'épitrochlée
ou du condyle externe. Le fragment très déplacé reste
mobile sous les téguments, sans qu'il en résulte généralement de préjudice pour les mouvements articulaires.

8

Toutefois consolidation rapide de la fracture ne veut pas dire guérison. Au sortir du plâtre les mouvements du coude sont encore limités, l'articulation est souvent sensible et un peu déformée par les ossifications exubérantes. C'est dans une seconde phase que se fait la réparation de la fracture. Progressivement le cal régresse, les douleurs deviennent moins vives. L'articulation s'assouplit et le fonctionnement articulaire tend à redevenir normal.

Il est intéressant de noter dans l'histoire des fractures du coude de l'enfant la lenteur avec laquelle reparaissent souvent les mouvements articulaires. Plusieurs mois après l'accident on trouve encore des sujets qui souffrent à l'occasion des mouvements provoqués et pour cette raison sont rebelles à toute mobilisation. Si cet état se prolonge l'atrophie musculaire fait des progrès et le périoste irrité édifie autour de l'articulation des traînées d'ossification nouvelle. Aussi retrouve-t-on ces mêmes enfants un an après avec un coude très déformé et plus ou moins enraidi.

C'est ainsi que se comportent un certain nombre de fractures dont les résultats éloignés sont mauvais. Elles sont, à la longue, susceptibles d'amélioration mais ne guérissent plus de façon parfaite. Ce sont d'habitude des fractures mal réduites, mobilisées de très bonne heure ou traitées d'emblée par le massage. Rien ne retarde la guérison comme une mobilisation intempestive. Le repos fait souvent se résorber remarquablement vite les cals exubérants, qui fondent en quelques semaines s'ils sont récents. La mobilisation brutale fait au contraire s'édifier les volumineux ostéomes péri-articulaires qui limitent les mouvements et ne régressent plus lorsqu'ils sont anciens.

Par contre, lorsque la réduction est bonne, la mobilité articulaire se rétablit très bien et souvent très rapidement. Nous venons d'observer récemment deux fractures suscondyliennes avec luxation postérieure et déplacement latéral dans lesquelles les mouvements étaient complets dans le sens de la flexion et presque complets dans le sens de l'extension cinq semaines après l'accident.

Pronostic.

On s'entend généralement à admettre que les fractures du coude de l'enfant ont un pronostic grave. Un certain nombre de résultats sont mauvais. Quelques malades restent définitivement des infirmes.

Broca exprime cette opinion dans ses *Leçons cliniques* en disant : « Ne vous engagez jamais à restituer au coude sa forme et sa fonction parfaites, même quand vous aurez soigné l'enfant dès le début et que vous l'aurez appareillé de votre mieux. »

Pareille opinion n'a pas toujours été défendue. Certains chirurgiens ont été et sont encore d'un tout autre optimisme. C'est ainsi qu'on lit dans le compte rendu d'une communication de Berthomier au *Congrès de chirurgie de Paris, 1888*, les phrases suivantes : « Nous n'avons jamais observé de complication. La raideur articulaire consécutive à l'immobilisation a quelquefois persisté pendant quarante à cinquante jours, mais elle a toujours cédé complètement aux efforts de mobilisation et les mouvements de flexion et d'extension sont toujours revenus dans leur intégrité. » La statistique de Berthomier porte cependant sur un total de soixante et dix observations d'enfants ou d'adolescents, traités par l'immobilisation en extension et supination.

Évidemment on n'a plus actuellement pareil optimisme. Cependant nous avons été surpris d'entendre certains chirurgiens déclarer qu'on voit toujours s'améliorer les anciennes fractures du coude et qu'à la longue le fonctionnement articulaire devient satisfaisant. La guérison serait à leur avis une question de temps. Il suffirait d'abandonner le malade à lui-même, ou de le revoir par intervalles en le mobilisant, pour constater que les mouvements gagnent peu à peu et qu'à plus ou moins longue échéance, ils deviennent suffisants pour permettre à l'enfant de se servir très utilement de son coude.

Les faits ne nous paraissaient pas s'accorder avec cette opinion. Nous avons jugé qu'il pouvait être intéressant de rechercher d'anciennes fractures du coude et de connaître exactement ce qu'il était advenu de leurs fonctions articulaires.

Notre soin a été de n'avoir que des observations anciennes. Tous nos malades revus avaient eu leur fracture au moins deux ans auparavant. Dans la majorité des cas, il s'était écoulé depuis le traumatisme trois ou quatre ans, et quelques fois cinq ans et plus. Nous avons vu un grand intérêt à ne tenir compte que de fractures très anciennes. A quelques-unes des statistiques auxquelles on se reporte d'habitude, nous adressons le reproche d'être faites de résultats notés de trop bonne heure. Guédeney s'est contenté dans un grand nombre de ses observations (Thèse de Lyon, 1894) de voir ses petits malades à leur sortie de l'hôpital. Dans sa thèse plus récente (Paris, 1898) Mouchet n'a pas complètement évité cet écueil. Les résultats fonctionnels qu'il a constatés l'ont été quelquefois un mois ou deux après le traumatisme. Dans sa thèse (Lyon, 1904) consacrée à l'étude des *cals vicieux dans les fractures de l'extrémité inférieure de l'humérus*, Muller a tenu compte également d'observations récentes. Nous ne connaissons pas actuellement de travail d'ensemble dans lequel figurent uniquement des observations anciennes.

Les résultats que nous avons obtenus en faisant notre enquête ont été les suivants. Recherchant toutes les anciennes fractures du coude de l'enfant que nous pouvions retrouver, nous avons recueilli au total 101 observations comprenant :

49 sus-condyliennes,

28 fractures du condyle externe,

13 — de l'épitrochlée,

2 — du condyle interne,

3 — de l'extrémité supérieure du radius.

6 — pour lesquelles nous n'avons pas fait de diagnostic précis.

Les résultats que nous a fourni l'examen de ces malades ont été les suivants :

Trente-huit guérisons presque parfaites. En revoyant l'enfant nous n'avons noté aucune différence appréciable dans l'amplitude des mouvements du coude sain et du coude fracturé. Le traumatisme ancien avait cependant laissé des traces et dans la majorité des cas nous avons vu persister un peu d'épaississement d'une épiphyse ou bien une légère déviation de l'axe de l'avant-bras.

Vingt-neuf guérisons satisfaisantes. Ici nous avons classé des malades qui n'avaient pas récupéré la totalité de leurs mouvements. Nous avons admis qu'ils étaient guéris de façon satisfaisante, car malgré leur fonctionnement articulaire limité ils avaient peu d'atrophie, un coude solide et se servaient très utilement de leur avant-bras. Dans tous ces cas la flexion dépassait un peu l'angle droit, l'extension était presque complète, la pronation et la supination se faisaient très facilement. Souvent le résultat fonctionnel n'avait pas été bon dès le début, les mouvements avaient progressé lentement ; c'est la flexion qui, dans presque tous les cas, avait été la plus lente à revenir.

Trente-quatre guérisons défectueuses. Les résultats étaient mauvais, la flexion ne dépassait pas l'angle droit et les autres mouvements étaient plus ou moins limités. Malgré l'ancienneté de sa fracture l'enfant ne pouvait pas se servir de son coude pour les mouvements usuels et restait un infirme. Dans tous ces cas c'est par l'insuffisance de la flexion que le résultat laissait à désirer. Les autres mouvements étaient également limités, à l'exception de la pronation et de la supination qui nous ont paru rarement compromises. Parmi les malades de cette catégorie, nous avons vu *treize fois* une ankylose complète du coude.

Il est utile de préciser dans quelles conditions cette enquête a été faite.

Revoyant les malades, nous avons cherché à noter aussi exactement que possible les résultats esthétiques et fonctionnels. Les premiers nous intéressaient surtout ; mais nous avons noté également dans la mesure du possible la déformation qui résultait de l'ancien traumatisme.

En ce qui concerne les résultats fonctionnels, n'ayant aucun moyen de les apprécier mathématiquement, nous avons jugé bon de procéder de la façon suivante. Nous avons mesuré très attentivement l'amplitude des mouvements qui pouvaient être exécutés. Nous avons tenu compte de la plus ou moins grande solidité du coude, de l'atrophie des muscles du bras et de l'avant-bras, d'où résultait une certaine incapacité fonctionnelle.

Cette enquête faite sans idée préconçue, nous avons classé nos malades comme suit :

Nous considérions que la guérison était parfaite lorsque le fonctionnement articulaire était complet ou presque complet. Lorsque persistait une déformation — ostéome exubérant, épaississement de la diaphyse, déviation de l'avant-bras — nous estimions quand même le résultat comme bon si la déformation n'occasionnait aucun préjudice aux mouvements de l'articulation.

Nous classions dans les résultats simplement satisfaisants les cas où persistait après guérison une limitation incomplète des mouvements mais définitive. Tous les malades de ce groupe avaient la possibilité d'étendre l'avant-bras à mi-distance entre l'angle droit et l'extension ; mais, fait bien important, ils avaient la faculté de fléchir le coude à 50 degrés environ et de la sorte ils pouvaient porter la main à la bouche. Eux-mêmes, lorsqu'on les consultait, déclaraient que, quoique imparfaitement guéris, ils avaient récupéré assez de flexion pour se servir très utilement de leur avant-bras.

Enfin nous avons placé dans les mauvais résultats, non seulement les ankyloses complètes, mais aussi tous les cas où la flexion ne dépassait l'angle droit. Ces malades étaient, à notre avis, des infirmes, car les mouvements usuels, et en particulier le fait de fléchir assez l'avant-bras pour porter la main à la bouche, leur étaient impossibles. La plupart de ces malades acceptaient une intervention sanglante lorsqu'elle leur était proposée.

Dans la majorité des cas nous avons pu faire le diagnostic de la variété de fracture grâce aux clichés radiographiques obtenus dans les jours qui avaient suivi le traumatisme et que nous avons pu retrouver et consulter. En revoyant le malade nous faisions, chaque fois que cela nous paraissait utile, une nouvelle radiographie qui nous permettait de rechercher les causes anatomiques des guérisons défectueuses ; quelques-uns de ces clichés sont reproduits dans ce travail.

Plusieurs fois, à défaut d'une radiographie, nous avons dû accepter sans songer à le discuter le diagnostic global de fracture du coude. Nous cherchions cependant à le vérifier par un nouveau cliché. C'est ainsi que pour six de nos malades, nous avons été dans l'impossibilité de faire un diagnostic rétrospectif que l'examen clinique et la radiographie ne nous permettaient pas.

Nous avons tiré de ces documents des indications relatives au pronostic général des fractures du coude de l'enfant. Nous n'avons pas envisagé uniquement des fractures convenablemeut traitées. Nos cas sont aussi dissemblables que possible.

Tandis que les uns, et ils forment la majorité, se rapportent à des fractures bien soignées, les autres, qui entrent pour une grande proportion dans les mauvais résultats, se rapportent à des fractures mobilisées et massées de façon intempestive ou même traitées par des rebouteurs.

Nous les aurions éliminées si nous avions eu l'intention d'établir le pronostic des fractures bien traitées. Nous en avons tenu compte, car, faisant une enquête générale, nous ne devions pas les exclure. Elles nous ont fourni d'ailleurs des documents utiles à l'étude des consolidations défectueuses et nous ont servi à rechercher les causes des mauvais résultats éloignés.

Telle que nous l'avons réalisée, notre statistique démontre évidemment la grosse gravité des fractures du coude chez l'enfant. Le pourcentage des guérisons défectueuses est considérable; environ un tiers des cas.

Dans la thèse de Muller, qui déclare n'avoir recherché que les cas de consolidation défectueuse, nous avons trouvé à peine une proportion plus élevée de mauvais résultats. Sur 64 observations, 33 guérisons défectueuses ayant nécessité secondairement une intervention chirurgicale, et 31· guérisons satisfaisantes, quoique généralement avec déformation du membre et limitation des mouvements. Mais à côté de fractures ayant abouti à de mauvaises consolidations, Muller en rapporte un certain nombre où le résultat fonctionnel est bon. Rapprochant les constatations qu'il a faites des conclusions pessimistes auxquelles notre statistique nous a conduits, et nous appuyant sur ce fait, qu'un certain nombre de fractures bien guéries figurent dans sa thèse, nous sommes autorisés à croire que Muller a fait à peu de chose près une enquête globale, dont on peut conclure que dans environ la moitié des cas les résultats éloignés sont mauvais.

Facteurs de gravité.

Nous étudions sous le nom de facteurs de gravité les raisons multiples tirées de l'anatomie pathologique et du traitement, dont dépendent ultérieurement l'évolution de la fracture et sa guérison plus ou moins complète.

Le pronostic des fractures du coude est intimement lié aux trois conditions suivantes :

1° La réduction.

2° L'arthrite.

3° La prolifération périostique.

Chacun de ces points particuliers va faire l'objet d'une étude où nous envisagerons séparément chaque variété de fracture. Nous consacrerons ensuite quelques mots aux prétendus troubles de développement que certains auteurs ont décrits.

1° LA RÉDUCTION

Lorsqu'on examine en série des radiographies de fractures anciennes du coude, il est aisé de se rendre compte que bien peu ont été réduites de façon parfaite. Même lorsque le résultat fonctionnel est satisfaisant, il est rare qu'on ne constate pas sur le cliché la persistance d'un déplacement plus ou moins accentué.

Nous plaçant au point de vue des difficultés de réduction, nous décrirons :

A. *Des fractures primitivement irréductibles.* — Elles sont rares, mais doivent être bien connues. Ce sont d'abord des fractures irréductibles *par engrènement des fragments*. Quelles que soient les manœuvres faites sous anesthésie générale, on ne peut avoir raison de cet engrènement. Nous avons eu l'occasion de rencontrer deux sus-condyliennes primitivement irréductibles pour cette cause. Il fut nécessaire d'intervenir chirurgicalement dans les deux cas.

Ce sont ensuite des cas d'*interposition articulaire*. Cette complication n'est pas exceptionnelle dans les fractures de l'épitrochlée. Elle se voit surtout lorsqu'il existe de larges déchirures capsulaires et un gros déplacement postérieur des os de l'avant-bras. Le noyau épitrochléen peut tomber dans l'articulation en même temps que se luxent les extrémités osseuses, ou bien s'y enclaver secondairement au cours des manœuvres de réduction

Dans les deux cas le résultat est le même. Toute tentative de réduction devient infructueuse ; un obstacle intra-articulaire s'oppose à la reposition des extrémités osseuses.

Si l'on abandonne le malade, le résultat est forcément mauvais. La mobilisation et le massage ne peuvent avoir qu'un effet, c'est d'augmenter les lésions inflammatoires articulaires et de créer ainsi des ankyloses complètes. On comprend difficilement que Mouchet ait pu signaler parmi ses observations un cas de fracture de l'épitrochlée avec interposition, ayant guéri spontanément par le massage et la mobilisation qui auraient permis au fragment de se désenclaver. Il est logique de penser que, dans ce cas, il y avait non pas interposition, mais vraisemblablement consolidation vicieuse du fragment au voisinage de l'interligne articulaire.

Ces interpositions articulaires sont, nous le répétons, moins rares qu'on ne le croit d'habitude. Des exemples semblables sont rapportés par Broca dans ses *Leçons cliniques*, par Kocher dans son *Traité des fractures*. Nous en avons eu personnellement deux cas qui ont justifié une intervention sanglante secondaire, et nous croyons que si on adoptait comme ligne de conduite d'intervenir systématiquement en présence d'une fracture irréductible, on verrait un plus grand nombre d'interpositions articulaires.

Enfin une troisième cause d'irréductibilité primitive est due à *la rotation du fragment sur lui-même*. Kocher a tout particulièrement insisté sur les difficultés de réduction qu'on rencontre en pareil cas. Dans une fracture sus-condylienne, nous avons été dans l'impossibilité de réduire par suite de la bascule totale du fragment sur lui-même. La reposition sanglante permit la guérison.

Il s'agit plus fréquemment de fractures du condyle externe. La bascule complète du fragment a pour conséquence une orientation défectueuse de ce dernier, qui rend inefficaces les manœuvres de réduction. Ceci serait sans importance si le fragment était toujours extra-articulaire, car sa présence pourrait ne pas gêner le retour des mouvements. Mais d'habitude, ainsi que le fait remarquer Kocher, les rotations du fragment condylien accompagnent les fractures à faible déplacement. Le ligament latéral externe attire en bas l'extrémité supérieure du condyle, et ce dernier bascule sur place de telle façon que sa surface cartilagineuse vient se mettre en contact de la surface fracturée de la diaphyse. Pour réduire en pareil cas, l'intervention chirurgicale est évidemment la seule ressource du chirurgien. Dans une fracture du condyle externe où nous avions rencontré cette complication, nous avons dû y recourir, et nous avons obtenu un succès par la reposition sanglante.

La fracture du condyle interne peut également être irréductible pour la même cause. Un de nos malades s'est présenté dans les conditions suivantes : Il s'agissait d'une fracture du condyle interne, avec fragment intra-articulaire et luxation postéro-interne de l'avant-bras. L'impotence fonctionnelle était complète, et les tentatives de réduction sous anesthésie restaient inefficaces. L'intervention pratiquée permit de reconnaître que l'irréductibilité tenait à la rotation du fragment sur lui-même. Celui-ci était orienté de telle façon que sa surface périostée regardait l'articulation, et sa surface fracturée se tournait vers les téguments. Le fragment qui faisait corps étranger fut enlevé. L'enfant revu trois ans après a un résultat très satisfaisant. L'extension, seul mouvement limité, est possible à 150 degrés. Des modifications se sont faites dans les rapports réciproques des surfaces articulaires. Nous aurons d'ailleurs l'occasion de revenir sur ce cas.

B. *Les difficultés de réduction.* — On se heurte souvent à d'énormes difficultés lorsqu'on entreprend de réduire une fracture du coude de l'enfant. Nous ne parlons pas évidemment des cas où le diagnostic clinique est incomplet et sans contrôle radiographique.

Même lorsqu'on a précisé très exactement, en s'aidant d'un cliché, le siège du trait de fracture et la situation du fragment, il peut être très difficile de réduire de façon exacte.

C'est le cas des fractures à tout petit fragment surtout s'il existe un œdème considérable du membre. Certaines sus-condyliennes avec trait de fracture très voisin de l'articulation entrent dans cette catégorie. Mais ce sont surtout des fractures intra-articulaires d'un condyle ou des fractures du col radial. Les doigts ont peu de prise sur le fragment de tout petit volume, qu'on sent mal au travers du gonflement des parties molles. Il faut souvent renoncer à réduire uniquement par des pressions directes et généralement il vaut mieux agir indirectement par l'intermédiaire des ligaments en exerçant des tractions sur l'avant-bras malade. On réduit en premier lieu la luxation, puis le fragment revenant partiellement en place, on achève sa réduction par des manœuvres directes.

Certaines difficultés peuvent également tenir au sens du déplacement.

Parmi les fractures du condyle externe, il en est dont le pronostic est en général assez bon. Ce sont celles qui s'accompagnent d'un déplacement en haut et en dehors sur le bord externe de la diaphyse. Le fragment condylien est alors superficiel, facile à percevoir sous les téguments et facilement refoulable vers l'articulation.

Il en est tout autrement lorsque le déplacement s'est fait en arrière contre l'olécrane et surtout en avant contre la tête radiale. Dans cette position le fragment est mal reconnu et obéit mal aux pressions directes.

Pareilles constatations s'appliquent également à d'autres variétés. C'est ainsi que les fractures du col radial, que caractérise un déplacement antérieur du fragment, exposent tout particulièrement aux consolidations défectueuses en raison des difficultés de la réduction.

C. *Les difficultés de contention.* — On a triomphé d'une première difficulté lorsqu'on a réduit, mais il faut encore maintenir les fragments dans la situation qui leur convient. Beaucoup de fractures ont après réduction une remarquable tendance à se reluxer et souvent, malgré tous les soins, on constate à la levée de l'appareil plâtré des consolidations défectueuses dues à un déplacement secondaire.

Les sus-condyliennes, et surtout celles dont le trait de fracture est très oblique, exposent tout particulièrement à cette complication. Direction du trait de fracture, contraction musculaire du triceps, tout concourt à reporter le fragment inférieur en haut et en arrière de la diaphyse.

Ce déplacement secondaire résulte souvent d'une faute commise pendant l'application de l'appareil plâtré. Voici en effet ce qui se produit généralement. Lorsqu'on a réduit la fracture, rien n'est plus facile que de maintenir les fragments en contact en les tenant entre les doigts. Mais lorsqu'on substitue aux pressions ainsi faites l'immobilisation par la gouttière plâtrée, on laisse souvent par défaut d'attention se produire un déplacement dans les surfaces fracturées qui reviennent en position vicieuse.

Le même déplacement est encore possible secondairement si l'appareil plâtré prend mal ses points d'appui sur le membre supérieur. Il est favorisé par la disparition rapide de l'œdème. Au deuxième ou troisième jour le plâtre peut devenir trop large pour le membre diminué de volume ; à ce moment le cal n'est pas suffisamment solide pour s'opposer au glissement du fragment inférieur.

Ce n'est pas l'attitude donnée à l'avant-bras qui est en cause. Aucune méthode d'immobilisation ne prévient sûrement les déplacements secondaires. Certaines fractures se comportent mieux en flexion, d'autres en extension ; mais il n'est pas d'attitude qui permette d'être sûr d'une contention absolue. Les raisons des déplacements secondaires sont tout entières dans les causes précédemment énumérées. Plus le trait de fracture est horizontal, plus il est facile de réduire et de maintenir réduit. Avec des sus-condyliennes très obliques, le fragment inférieur glissera presque inévitablement à la face postérieure du coude.

Si l'on en juge par l'étude qui vient d'être faite, les causes de non réduction sont fréquentes. Il peut arriver que la persistance d'un déplacement soit compatible avec un fontionnement articulaire très satisfaisant, mais bien souvent la présence d'un fragment au voisinage de l'interligne articulaire fait un obstacle qui limite les mouvements.

L'absence de réduction peut entraîner une double conséquence : d'abord une déformation (saillie anormale du coude ou déviation de l'avant-bras) ; en second lieu une gêne fonctionnelle plus ou moins accentuée.

On comprend qu'il ne soit pas possible d'étudier dans un chapitre général les déformations et les troubles fonctionnels des fractures vicieusement consolidées. Chaque variété a ses déplacements, qui entraînent telle ou telle déformation et qui compromettent, suivant les cas, tel ou tel mouvement. Aussi allons-nous étudier séparément chacune de ces variétés et voir ce qu'il advient en cas de non-réduction.

Fractures sus-condyliennes.

La déformation habituelle des fractures sus-condyliennes vicieusement consolidées résulte du déplacement postérieur du fragment diaphyso-épiphysaire. Elle rappelle celle. de la fracture récente, c'est-a-dire la déformation de la luxation postérieure. Une saillie existe au milieu du pli du coude ; elle est due au bec antérieur de la diaphyse. En arrière existe un épaississement surmonté d'une encoche plus ou moins accentuée.

Cette déformation est habituellement moins nette, car des coulées périostiques ou des ostéomes èxubérants ont effacé les saillies exubérantes et comblé les dépressions. Le coude est alors uniformément globuleux. Il paraît surtout épaissi dans le sens antéro-postérieur. On ne reconnaît plus la forme et la situation des fragments, et souvent, même avec le contrôle de la radiographie, on ne parvient pas à faire un diagnostic rétrospectif.

A la déformation s'ajoute parfois une déviation de l'avant-bras en dedans ou en dehors.

Le *cubitus varus*, attitude toujours pathologique, nous a paru plus fréquent, et nous l'avons constaté plusieurs fois. Nous avons vu dans d'autres cas plus rares, un *cubitus valgus exagéré* de 160 à 150 degrés. On se rappelle qu'une légère déviation en valgus (environ 170 degrés) est normale.

Cette modification apportée dans l'axe des deux segments du membre supérieur est compatible avec un excellent fonctionnement articulaire. L'enfant ne s'en plaint pas spontanément, et le chirurgien peut laisser passer inaperçue la déformation, s'il n'a pas soin de comparer dans l'extension complète l'avant-bras du côté sain et celui du côté malade. Le cubitus valgus et le cubitus varus ne sont plus constatés dans la flexion du coude.

Le déplacement latéral de l'avant-bras en dedans ou en dehors s'accompagne toujours d'une déformation appréciable. Au cubitus varus répond une saillie du bec diaphysaire au-dessus et en dehors de l'articulation du coude. La déformation est quelquefois tellement nette qu'on est exposé en revoyant ces malades à une erreur de diagnostic souvent commise. On voit beaucoup de sus-condyliennes guéries dans ces conditions, confondues avec une fracture ancienne du condyle externe vicieusement consolidée. Le doute ne paraît pas possible, et l'erreur de diagnostic est difficilement évitable.

Le cubitus valgus et varus, fréquents dans les sus-condyliennes anciennes, sont la conséquence d'une réduction défectueuse.

Il est intéressant de noter qu'il ne suffit pas de corriger le déplacement postérieur du fragment épiphysaire, qui attire l'attention dès qu'on voit le malade, mais qu'il faut apporter le même soin à réduire le déplacement latéral qui manque rarement mais qu'on peut laisser passer inaperçu.

Il peut arriver qu'on laisse se consolider la fracture sans réduire le déplacement latéral. Le fragment fait alors une saillie sur l'un des bords de la diaphyse, mais surtout il tend à basculer autour de son axe antéro-postérieur. Son extrémité libre remonte contre l'humérus, et du même coup la direction de l'interligne articulaire et l'axe des mouvements de l'avant-bras sont modifiés.

Il faut se méfier tout particulièrement de ces réductions incomplètes, surtout lorsqu'on immobilise l'avant-bras en flexion moyenne. Dans cette attitude le cubitus valgus et varus passent inaperçus si l'on n'a pas soin de vérifier d'abord la coaptation exacte des fragments dans l'extension complète, quitte à fléchir ensuite l'avant-bras. Il est possible pour les mêmes raisons que le cubitus varus soit méconnu lorsque l'enfant quitte l'hôpital, ayant encore une extension incomplète. Il n'est vu que plus tard lorsque reviennent les mouvements.

Il faut se garder d'en conclure que la déviation latérale s'est produite tardivement dans une fracture bien réduite ; il faut encore moins affirmer un arrêt de développement dû à la stérilisation partielle du cartilage de conjugaison qui toujours est indemne. On peut admettre cependant la possibilité d'un cubitus varus secondaire, résultat d'une immobilisation trop courte (Nové-Josserand in thèse de Muller). Il peut arriver qu'au douzième ou quinzième jour, le cal, insuffisamment solide, soit encore malléable. L'avant-bras peut alors, après la levée de l'appareil, se dévier secondairement en dedans du fait de son propre poids. Dans un cas semblable on remédierait facilement à la déformation en immobilisant à nouveau le coude dans une bonne attitude.

Les déviations en cubitus valgus et varus traduisent donc cliniquement l'absence de réduction d'un déplacement latéral, qui modifie l'orientation de l'interligne articulaire, et du même coup l'axe des mouvements de flexion et d'extension.

Les résultats fonctionnels dépendent, eux aussi, de la plus ou moins bonne réduction, sans qu'il y ait cependant une relation absolue entre le degré de réduction et la plus ou moins grande limitation des mouvements. C'est ainsi que de gros déplacements externes peuvent exister avec conservation presque complète des mouvements. Certains des sujets que nous avons revus présentaient ainsi une énorme déformation sans avoir cependant d'impotence fonctionnelle grave.

Un type de déplacement est, au contraire, très préjudiciable au fonctionnement articulaire, c'est la persistance d'un déplacement postérieur. La saillie antérieure de la diaphyse est un butoir contre lequel vient heurter l'avant-bras dans la flexion. C'est en effet ce mouvement qui est limité, et lorsqu'on essaie d'exagérer la flexion, on est arrêté par une résistance osseuse, qu'on différencie bien, avec un peu d'habitude, d'un obstacle fibreux ou d'une bride ligamentaire.

Deux conditions anatomiques influent sur la gêne fonctionnelle, variable selon les cas ; c'est d'abord *la saillie plus ou moins accentuée du butoir*, c'est ensuite *la hauteur variable du bec diaphysaire au-dessus de l'articulation*. Si le bec diaphysaire est très voisin de l'interligne articulaire (traits de fracture bas placés), l'impotence fonctionnelle est très accentuée, car dès le début du mouvement de flexion l'apophyse coronoïde du cubitus vient au contact du butoir diaphysaire. Si le trait de fracture est très sus–jacent à l'articulation, la consolidation peut être défectueuse, avec une grosse déformation, sans limitation très appréciable de la flexion.

Les autres mouvements (extension du coude, pronation et supination) sont plus rarement limités dans les fractures sus-condyliennes anciennes. Des causes autres que la non–réduction interviennent en pareil cas. Ce sont des ossifications périostiques exubérantes, et nous les étudierons ultérieurement.

Fractures du condyle externe.

Les fractures du condyle externe se consolident souvent sans entraîner de grosses déformations. Dans les cas où la réduction est bonne, il est souvent impossible de faire un diagnostic rétrospectif.

Les déformations qu'on note dans les consolidations vicieuses sont dues à la présence du fragment sur le côté externe du coude. Le condyle est quelquefois caché sous de grosses ossifications exubérantes qui donnent un épaississement uniforme sur le côté externe de l'épiphyse humérale. Nous rappelons qu'une erreur de diagnostic déjà signalée est souvent commise, car les sus-condyliennes peuvent guérir avec persistance d'un déplacement latéral externe et donner une déformation semblable à celle que nous étudions.

Il peut arriver que le condyle soit isolé sous les téguments, et facilement reconnaissable. Il est quelquefois mobile, et parmi les malades que nous avons revus, nous avons eu plusieurs fois l'occasion de constater cette pseudarthrose. Un des bords du condyle peut quelquefois faire saillie sous la peau et menacer de la perforer, comme nous l'avons vu dans un cas.

Il existe une autre déformation qui accompagne la précédente, et que nous avons notée dans environ un tiers de nos anciennes fractures du condyle externe. Il est intéressant de la connaître en raison de sa fréquence et des discussions qui ont eu [lieu sur sa pathogénie. *C'est une attitude vicieuse de l'avant-bras, dévié en dehors ou en dedans.*

Contrairement aux auteurs, tels que Rieffel, Broca, Mouchet et Muller, qui croient très fréquente la déviation interne et très rare la déviation inverse, nous avons vu le cubitus valgus et le cubitus varus avec la même fréquence.

Sept de nos malades, porteurs d'anciennes fractures du condyle, avaient une déviation de l'avant-bras ; trois fois en valgus et quatre fois en varus. La différence nous paraît trop faible pour qu'il soit possible de conclure.

L'histoire de ces malades était uniformément la même. Ils avaient eu un an ou deux auparavant une fracture du condyle externe qui, généralement, avait été grave et avait compromis longtemps le fonctionnement articulaire. Mais les mouvements étaient revenus à peu près intégralement. Ils pouvaient étendre complètement l'avant-bras, lorsque nous constations la déviation externe ou interne.

Ils n'accusaient aucune gêne fonctionnelle qui nous ait paru relever de cette attitude défectueuse constatée uniquement dans l'extension complète et que l'entourage du malade n'avait pas toujours remarquée. Nous-mêmes aurions pu la laisser passer inaperçue si nous n'avions pas pris soin de comparer dans la même attitude le coude sain et le coude fracturé.

Nous avons vu rarement des déviations très accentuées. Le cubitus valgus était quelquefois à peine plus accusé que normalement ; le cubitus varus ne dépassait pas 160 degrés.

Le rétrécissement de la gouttière épitrochléo-olécranienne, que Mouchet rattache à la déviation en valgus, ne nous a pas paru spécial aux cas dans lesquels nous constations la bascule de l'avant-bras en dehors. Il n'est pas rare de trouver l'olécrane plus rapproché que normalement de l'épitrochlée dans les fractures anciennes du condyle. Il suffit pour cela que la consolidation ait été défectueuse et qu'un déplacement latéral interne du cubitus n'ait pas été réduit.

Cette question des déviations de l'axe de l'avant-bras consécutives aux fractures du coude, en particulier du condyle externe, a fait l'objet de recherches de Rieffel de Broca et de Mouchet qui les ont rattachées à des troubles ostéogéniques.

Nous verrons dans un prochain chapitre ce qu'il faut penser des troubles de développement. Nous n'en avons pas observé, et nous estimons que leur fréquence a été très exagérée. Dans tous les cas, nous ne rattachons pas du tout à un arrêt de développement les déviations en cubitus valgus ou varus qui sont si fréquentes dans les anciennes fractures du condyle externe. *Elles sont à notre avis la conséquence d'une consolidation vicieuse.*

En effet, si le condyle fracturé se déplace en bas et en avant et s'il se soude dans cette nouvelle position, l'interligne articulaire prend une direction oblique en bas et en dehors. Il en résulte une modification dans l'axe des mouvements de flexion et d'extension. On comprend aisément qu'en pareil cas l'avant-bras se porte en varus en même temps qu'il s'étend.

Inversement si le condyle s'est consolidé sur le bord externe de la diaphyse ou bien (fait plus fréquent) s'il est devenu complètement extra-articulaire, la tête radiale ne trouvant plus de point d'appui remonte et l'interligne articulaire prend une direction oblique en haut et en dehors. L'avant-bras se dévie en cubitus valgus.

Dans toutes nos radiographies nous avons trouvé la preuve anatomique que toutes les déviations en valgus ou varus que nous avons observées étaient le fait d'une consolidation défectueuse; et nous avons toujours noté la persistance d'un déplacement du condyle en bas vers la tête radiale (cubitus varus), en haut contre le bord externe de l'humérus (cubitus valgus).

Dans les fractures du condyle externe le pronostic fonctionnel dépend surtout du sens du déplacement.

Avec un déplacement total du condyle en dehors de l'articulation on voit fréquemment un retour intégral des mouvements. Il en est de même lorsque le condyle reste déplacé en dehors ou en arrière. Dans les deux cas il ne s'interpose pas entre les extrémités articulaires et ne gêne nullement le fonctionnement du coude.

On comprend qu'il en soit autrement lorsque le condyle reste en position très antérieure. Ce type de déplacement est assez rarement primitif. Nous l'avons vu le plus souvent succéder à des manœuvres de réduction qui dépassaient le but et transportaient en avant le fragment primitivement luxé en arrière et en dehors.

Dans ces conditions le résultat fonctionnel est souvent mauvais, car le fragment logé à la face antérieure de l'humérus bloque les mouvements de flexion de l'avant-bras. Il arrive quelquefois, mais bien plus rarement, que la supination soit également compromise.

Pour que ce déplacement antérieur soit une cause de gêne fonctionnelle, il faut qu'il soit assez accentué. Broca décrit le déplacement antérieur dans les décollements épiphysaires du condyle. Mais dans cette lésion, que nous estimons très rare, le condyle ne se déplace pas très sensiblement; il glisse légèrement en avant et bascule, de telle sorte que le cartilage de conjugaison paraît plus ouvert à sa partie postérieure. Le déplacement est trop minime pour gêner la flexion. Aussi peut-on dire que le décollement vrai du condyle guérit habituellement dans de bonnes conditions.

Les autres mouvements d'extension, de pronation et de supination, peuvent rester limités dans les fractures du condyle externe, mais l'étude de nos clichés radiographiques nous a montré qu'il ne fallait pas incriminer uniquement en pareil cas la consolidation vicieuse, mais encore, et surtout, l'exubérance du cal et les phénomènes d'arthrite qui compliquent la persistance du déplacement.

Fractures de l'épitrochlée.

Un grand nombre de fractures de l'épitrochlée guérissent de façon parfaite sans aucune déformation et sans la moindre limitation des mouvements. Ce sont en général des fractures simples non compliquées de luxation du coude.

Il en est, par contre, qui se consolident de façon défectueuse, entraînant à leur suite un déformation appréciable et une impotence fonctionnelle quelquefois grave. Ce sont des fractures succédant à de gros traumatismes, compliquées habituellement de luxation du coude et souvent de larges décollements périostiques.

Les déformations notées en pareil cas, lorsqu'on revoit les malades, sont de deux ordres : d'abord localement un épaississement de la région interne de l'épiphyse humérale ; en second lieu, une déviation de l'avant-bras en cubitus valgus. Nous avons eu l'occasion de les constater plusieurs fois, et chaque fois, nous reportant au cliché radiographique, nous avons vu qu'il s'agissait de fractures non réduites. Il persistait toujours au moins une subluxation des os de l'avant-bras en dehors et dans tous ces cas on pouvait voir le noyau épitrochléen consolidé en position basse au voisinage de l'interligne articulaire. C'est donc à l'absence de réduction que nous attribuons les déviations de l'avant-bras que nous avons constatées.

Dans certains cas la consolidation vicieuse du noyau épitrochléen est une cause de limitation des mouvements. Si ce noyau se soude au contact de l'interligne articulaire soit en avant, au niveau du bec de l'apophyse coronoïde, soit en arrière, au voisinage de l'olécrane, le fonctionnement de l'articulation peut être compromis. Dans le premier cas, ce sont les mouvements de flexion qui sont limités ; dans le second cas, ce sont les mouvement d'extension. Le plus habituellement d'ailleurs, le noyau épitrochléen n'est pas le seul obstacle ; des ossifications exubérantes viennent ajouter au déplacement.

Fractures du condyle interne.

Comme la fracture oblique externe dont elle est l'homologue, la fracture du condyle interne peut se consolider vicieusement, donnant lieu à une autre déformation (épaississement et saillie du fragment sur le côté interne du coude). A cette déformation s'ajoute souvent une déviation de l'avant-bras en cubitus varus. Certains auteurs l'ont attribuée à des troubles ostéogéniques, mais elle nous paraît relever d'une consolidation défectueuse, entraînant une modification dans l'orientation de l'interligne articulaire.

Une gêne fonctionnelle grave peut résulter du déplacement antérieur du noyau condylien. La flexion est alors très limitée et de ce fait le résultat peut être franchement mauvais.

Fractures du col radial.

De mauvais résultats esthétiques et fonctionnels peuvent être la conséquence de réductions imparfaites.

La déformation du coude est en général peu accentuée,

La tête radiale peut avoir basculé, soit en dehors, soit en avant ou en arrière. On la sent sous les téguments à côté de l'extrémité supérieure du radius décapité. Celle-ci, entraînée par la contraction du biceps, fait généralement saillie en avant au milieu du pli du coude.

Une déviation de l'avant-bras en cubitus valgus exagéré accompagne souvent la non-réduction. Nous avons eu l'occasion de la constater sur un de nos malades où cependant la réduction obtenue était un peu incomplète. Elle est évidemment [attribuable, non pas 'à des troubles de développement qui ne s'expliqueraient pas, puisque le cartilage de conjugaison est indemne, mais à l'ascension secondaire de l'extrémité supérieure du radius permettant une bascule de l'avant-bras en dehors.

Le résultat fonctionnel, généralement bon si la fracture est bien réduite, peut être franchement mauvais si la persistance du déplacement crée un obstacle au retour des mouvements articulaires. Il en est ainsi dans les cas de déplacement antérieur. La tête radiale est alors soudée au-devant de l'extrémité supérieure du radius, et butte contre le condyle externe dans la flexion du coude. Parmi les onze observations que Mouchet rapporte dans un mémoire de la *Revue de chirurgie* (1900), il en a trois (obs. 9, 10 et 11) qui concernent des malades chez lesquels la flexion est restée limitée au voisinage de l'angle droit. Un déplacement antérieur de la tête radiale compliqué ou non d'un cal exubérant, est noté dans tous ces cas. La résection de la tête radiale a permis la restitution plus ou moins complète des mouvements de flexion. La supination peut également être limitée dans les cas de persistance d'un déplacement antérieur, car dans ce mouvement la tête radiale vient presser contre la face antérieure du condyle externe.

Tous les autres types de déplacement, en particulier la bascule de la tête radiale sur le côté externe, sont compatibles avec un fonctionnement articulaire satisfaisant.

2. L'ARTHRITE

Comme toutes les fractures para-articulaires, les fractures du coude s'accompagnent toujours d'un retentissement plus ou moins grave sur l'articulation. Cette arthrite traumatique avec gonflement plus ou moins marqué du coude est un symptôme constant, mais c'est aussi dans certains cas une complication qui retentit fâcheusement sur l'évolution de la fracture. La réaction articulaire tient une grande place dans le pronostic. A ce point de vue on doit distinguer chez l'enfant deux variétés de fractures du coude.

Dans la fracture extra-articulaire : sus-condylienne classique, de l'épitrochlée, du col radial, l'arthrite peut exister mais elle est peu grave, car l'articulation n'est pas intéressée. L'immobilisation suffit à faire résorber les exsudats articulaires en même temps que l'œdème. Le pronostic est tout entier dans la plus ou moins bonne réduction.

Avec les fractures intra-articulaires, le pronostic est forcément grave et le résultat fonctionnel souvent désastreux. C'est le cas des fractures uni-condyliennes dont la solution de continuité pénètre dans l'articulation en détachant une moitié de l'épiphyse humérale. Il faut compter alors avec l'abondance de l'hémarthrose lente à se résorber et qui peut à la longue, si des phènomènes inflammatoires interviennent, s'organiser et créer des brides fibreuses qui soudent l'articulation. Des raideurs articulaires persistantes peuvent en être la conséquence et quelquefois l'arthrite grave aboutit à l'ankylose.

Une immobilisation précoce, du massage fait prudemment lorsque l'arthrite est en résolution, favorisent le retour des fonctions du coude.

Par contre ou doit redouter tout particulièrement l'immobilisation trop longtemps prolongée qui laisse s'organiser les exsudats, ou la mobilisation intempestive qui dépasse le but cherché en exagérant les phénomènes inflammatoires et surtout en irritant mécaniquement le périoste.

3. LA PROLIFÉRATION PÉRIOSTIQUE

La consolidation des fractures de l'enfant aboutit souvent à la formation d'un cal exubérant. On connaît en effet la facilité avec laquelle le périoste du sujet jeune réagit en faisant de l'os nouveau.

Les cals exubérants peuvent être une complication grave ; on les voit surtout dans les fractures incomplètement réduites, mal immobilisées ou traitées d'emblée par le massage ; mais on peut aussi les constater dans les fractures bien réduites et convenablement traitées.

Leur pronostic est variable et dépend de leur siège et de leur volume.

Dans les fractures sus-condyliennes, un cal exubérant peut entraîner uniquement une déformation sans être un obstacle au fonctionnement articulaire. Mais il peut arriver aussi que, siégeant à la face antérieure de l'humérus, au-dessus du brachial antérieur, un cal volumineux exagère la saillie du bec diaphysaire. Les gros butoirs qui gênent en pareil cas la flexion de l'avant-bras ne sont pas dus uniquement au déplacement en avant du fragment supérieur. Souvent la tuméfaction est régulière, il s'est formé à ce niveau un ostéome volumineux dont l'origine est dans la prolifération du périoste déchiré et décollé.

Si la fracture est intra-articulaire, le pronostic du cal exubérant est encore plus grave. Il peut occuper les fossettes olécraniennes et coronoïdiennes qui sont comblées partiellement, gênant ainsi considérablement les mouvements de flexion et d'extension de l'avant-bras.

L'exubérance du cal n'est d'ailleurs pas toujours seule en cause. Les fractures graves présentent de larges décollements périostiques, la capsule est déchirée, les insertions tendineuses ont détaché des lambeaux du périoste. On voit s'édifier autour de la diaphyse et surtout le long des tendons et des ligaments des traînées d'ossifications qui encerclent l'articulation et gênent considérablement les mouvements.

Les cals exubérants se résorbent en général assez bien s'ils sont récents et si la fracture est immobilisée pendant un temps suffisamment long. On les voit fondre quelquefois avec une rapidité remarquable. Mais le pronostic est tout autre si le traumatisme est ancien, et si de longues traînées périostiques se sont organisées autour de l'articulation. Il en résulte toujours une déformation très marquée et surtout une impotence fonctionnelle grave ; quelquefois une ankylose complète.

Les fractures dont le résultat fonctionnel est franchement mauvais entrent en général dans cette catégorie. Un grand nombre de malades viennent au chirurgien trois semaines ou plus après leur accident. Ils ont été mobilisés, massés régulièrement ; souvent un rebouteur a fait inutilement plusieurs tentatives de réduction. De jour en jour les douleurs sont devenues plus vives, l'impotence fonctionnelle plus complète. Le coude est très déformé et le plus souvent l'examen ne permet pas de reconnaître quelle est la variété de fracture. Pour peu que le traumatisme soit ancien, le résultat fonctionnel reste franchement mauvais sans amélioration.

Les troubles de développement.

Les troubles de développement ont été étudiés dans les fractures du coude de l'enfant par Rieffel, Broca et Mouchet. Ces auteurs leur ont attribué le rôle important dans la pathogénie des déviations fréquentes en cubitus valgus et varus, que nous avons précédemment signalées et rattachées à des consolidations vicieuses.

C'est tout particulièrement dans les fractures du condyle externe que ces troubles de développement ont été décrits ;

mais ils ont été notés également, avec une bien moins grande fréquence, dans les autres variétés (sus-condyliennes, fractures du condyle interne).

Le premier mémoire en date est l'article très documenté de Rieffel (*Revue d'orthopédie*, 1897). Cet auteur envisage la fracture du condyle externe et voici très succinctement résumées les conclusions de son travail.

Dans la fracture du condyle externe la consolidation en *cubitus valgus* exagéré est constatée exceptionnellement et résulte d'un défaut de réduction. Le *cubitus varus* est fréquent. Il peut être précoce et apparaître dès la guérison de la fracture; ou tardif, c'est-à-dire se manifester à échéance plus ou moins éloignée.

La pathogénie est différente dans les deux cas.

Les déviations précoces sont dues à une consolidation vicieuse avec persistance d'un abaissement anormal du condyle externe. Les déviations tardives résultent au contraire d'un arrêt de développement : « Il suffit d'admettre, dit Rieffel, qu'une fracture du condyle externe parcourt sur une certaine partie de son étendue la ligne diaphyso-épiphysaire. Étant donné son trajet habituel, le trait de fracture doit fatalement traverser le cartilage conjugal pour atteindre l'interligne articulaire, en un point plus ou moins rapproché du bord interne de la trochlée. La réparation d'une semblable lésion doit s'effectuer de la façon suivante : à la partie externe, la solution de continuité passe en plein tissu osseux..... A ce niveau, le cartilage de conjugaison reste intact ; l'os ne subit aucun arrêt dans son accroissement en longueur. Il n'en est pas de même à la partie interne où le cartilage se trouve directement intéressé. La prolifération de ses cellules est entravée. L'épiphyse cessera de s'accroître dans sa région trochléenne, surtout si la lésion revêt à sa partie interne l'aspect d'un véritable décollement épiphysaire. En un mot le traumatisme a comme conséquence un inégal accroissement des deux moitiés de l'extrémité inférieure de l'humérus. Il en résulte que le condyle s'abaisse de plus en plus au niveau de la trochlée ; la ligne de rotation du coude, en passant par ces deux éminences articulaires, devient de plus en plus oblique en bas et en dehors. Toute l'épiphyse humérale subit une incurvation à convexité externe. Le cubitus varus est constitué. »

Broca, dans ses *Leçons cliniques*, défend les mêmes opinions que Rieffel. Il croit à l'origine ostéogénique des cubitus varus et valgus. Alors que Rieffel n'admettait le cubitus valgus dans une fracture ancienne que comme la conséquence d'une réduction défectueuse, Broca pense qu'il dépend encore d'un arrêt de développement. « Il est probable, dit-il, que toute la ligne conjugale a été plus ou moins intéressée et qu'alors le condyle externe cesse de s'abaisser tandis que la lèvre interne de la trochlée continue son accroissement. D'où cubitus valgus patholologique. »

Mouchet, dans sa thèse, aboutit aux mêmes conclusions.

Il ne nie pas le cubitus varus précoce de Rieffel, mais déclare qu'il n'en a pas observé d'exemple. « Les plus fréquents, dit-il, sont les cubitus varus tardifs, ceux qui se produisent plusieurs mois après la fracture du condyle et qui sont liés aux troubles dans l'accroissement de l'extrémité inférieure de l'humérus. » Il rapporte trois observations semblables et une quatrième où il conclut à un cubitus valgus ostéogénique.

Nous discuterons bientôt ces quatre observations.

Nous avons exposé longuement les opinions de Rieffel, de Broca et de Mouchet, car nous voulons opposer aux théories qu'ils invoquent les constatations que nous a permis l'examen de nos malades.

Il nous paraît que l'importance des troubles de développement dans les fractures du coude et en particulier dans les fractures du condyle externe a été très exagérée par ces auteurs. Sur les malades que nous avons revus nous n'avons jamais noté l'existence d'un cubitus valgus ou varus que nous puissions rattacher à un arrêt de développement.

Dans quelques cas le traumatisme remontait à trois, cinq et sept ans. La radiographie faite après l'accident montrait qu'il s'agissait nettement d'une fracture du condyle externe classique, intéressant le cartilage de conjugaison dans sa partie interne. Chez ces enfants ayant eu leurs fractures au moment où le cartilage était en pleine activité et ayant achevé complètement ou en grande partie leur développement lorsque nous les examinions, nous étions en droit de rechercher les cubitus valgus ou varus ostéogéniques. Nous n'avons rien vu de semblable et nous n'avons jamais trouvé de malade *qui ait d'abord guéri complètement avec intégrité de tous ses mouvements et qui, plus tard, ait vu apparaître et s'accroître une déviation de l'avant-bras sur le bras.*

Comme Broca et Mouchet, nous avons rencontré un grand nombre de cubitus valgus et varus et nous aurions pensé volontiers à leur origine ostéogénique car souvent l'enfant ou l'entourage ne s'étaient aperçus de la déviation que tardivement, six mois ou plus après la fracture.

Mais nous avons acquis la certitude que pendant tout le temps où n'était notée aucune déviation *elle était passée inaperçue parce que l'enfant n'avait pas son extension complète de l'avant-bras.* Comme le génu valgum ou varum le cubitus valgus ou varus n'est constaté qu'en extension complète. Chez tous nos malades cette extension avait été longue à revenir et plusieurs mois après le traumatisme elle ne dépassait pas toujours très sensiblement l'angle droit. La déviation de l'avant-bras semblait en pareil cas avoir eu une évolution progressive, parce qu'elle devenait plus nette à mesure que l'extension était plus complète.

En rejetant complètement l'existence de troubles de développement dans les fractures du coude de l'enfant, nous partageons l'opinion de Muller, qui, lui aussi, n'en a pas vu d'exemple.

Nous estimons également que les observations de Rieffel, de Broca et de Mouchet, ne viennent pas à l'appui des conceptions pathogéniques de ces auteurs.

Mouchet rapporte dans sa thèse quatre observations qui lui paraissent démontrer l'existence de troubles de développement. Trois d'entre elles (observ. 28, 29 et 30), concernent des fractures du condyle externe consolidées avec cubitus varus. La première est une fracture revue un mois et demi après l'accident, non réduite et traitée par l'immobilisation dans une écharpe. *Le cubitus varus a été noté au bout de quatorze jours, et manifestement la fracture est trop récente pour qu'il puisse être question d'un arrêt de développement.* La seconde est également une fracture non réduite. Le cubitus varus commence à apparaître au bout de cinq mois. A ce moment, le coude, presque complètement ankylosé au début, peut être porté dans l'extension à 120 degrés. Un an et demi après l'accident l'extension est complète, mais l'avant-bras est dévié en cubitus varus à 160 degrés. Il est noté dans l'observation que les mouvements d'extension ont été très longs à revenir, et nous y relevons la phrase suivante : « *le léger degré de cubitus varus que nous constations un an auparavant s'est notablement accru en même temps que les mouvements du coude ont gagné en étendue au point de devenir normaux.* »

Il nous paraît logique, dans ce cas, de rejeter l'origine ostéogénique de la déviation et de faire re marquer que le cubitus varus est vraisemblablement passé inaperçu à l'occasion d'une extension limitée.

La troisième observation, fracture du condyle externe datant de six mois, cubitus varus à 170 degrés, n'est pas démonstrative car nous n'y trouvons aucun renseignement sur l'amplitude des mouvements d'extension, depuis le début de l'accident.

Une quatrième observation concerne une fracture du condyle externe, consolidée avec persistance d'un cubitus valgus accentué à 157 degrés que Mouchet attribue à un arrêt de développement. Or il est noté dans cette observation, à l'occasion de cette malade qui, dix-huit ans après sa fracture, a fait une paralysie cubitale, que *le cubitus valgus a toujours existé depuis le traumatisme.* Il nous paraît relever d'une absence de réduction ; car sur la radiographie la persistance d'un déplacement en haut et en dehors du condyle est manifeste, et l'on y constate que la tête radiale est venue se loger à la place du condyle externe. La bascule accentuée de l'avant-bras en dehors est la conséquence de l'ascension de l'extrémité supérieure du radius.

Tels sont les facteurs de gravité des fractures du coude.

Toutes ces causes peuvent influer sur le pronostic. Il n'en est pas moins vrai que dans presque tous les cas les mauvais résultats dépendent de la non-réduction.

Avec une fracture facile à réduire et qui se maintient réduite on peut espérer obtenir un résultat fonctionnel satisfaisant. L'arthrite et les ossifications périostiques exubérantes retardent quelquefois la guérison. Les raideurs articulaires peuvent se prolonger plusieurs mois, mais tôt ou tard on voit revenir les mouvements de flexion et d'extension.

Si la réduction n'est pas obtenue, les conditions de guérison sont tout autres. La persistance d'un déplacement peut être très préjudiciable au retour des mouvements qui sont limités par un obstacle insurmontable. On ne gagne rien ou presque rien par la mobilisation. Quelquefois même on perd le bénéfice d'une immobilisation antérieure. Quand on veut aller trop vite, on court le risque d'aggraver les lésions articulaires et périostiques et de compromettre la guérison de la fracture.

L'arthrite accompagne forcément les fractures non réduites. En effet la statique des surfaces articulaires est modifiée, les pressions se font en des points anormaux et les mouvements s'exécutent dans une attitude défectueuse. L'usure des cartilages aboutit à des phénomènes inflammatoires graves qui se prolongent et facilitent l'ankylose.

C'est encore dans les cas où la réduction obtenue n'est pas bonne qu'on a l'occasion de voir les ossifications périostiques les plus exubérantes qui non seulement ne régressent pas mais encore s'accroissent par la mobilisation.

Il nous paraît utile de tirer des considérations précédentes une conclusion dont l'intérêt pratique est considérable. C'est le degré de réduction qui fait le pronostic ; du soin qu'on met à la réaliser dépend l'évolution ultérieure de la fracture. Il ne faut immobiliser un coude fracturé qu'autant qu'on est certain d'avoir mis exactement en place les fragments. On ne doit se permettre aucune concession. Quand on a vérifié la réduction obtenue et constaté que tous les mouvements sont possibles on applique l'appareil plâtré. Si l'on n'a pas pu réduire exactement, ou bien si après une réduction qu'on croit exacte on constate que certains mouvements sont encore limités, on ne doit pas courir le risque d'une consolidation défectueuse. Il faut, coûte que coûte, réduire la fracture, dût-on recourir à de nouvelles tentatives de réduction.

En procédant ainsi on atténue au maximum les risques consécutifs. On attendra parfois longtemps le retour des mouvements articulaires, mais on ne doit pas oublier qu'on peut tout espérer d'une fracture bien réduite et qu'on a tout à redouter d'une fracture vicieusement consolidée.

Adaptation dés fractures.

Aux causes nombreuses qui font les mauvais résultats nous opposons la tendance générale de toutes les fractures à s'améliorer spontanément dans une certaine mesure.

C'est un fait bien connu que les fractures vicieusement consolidées s'adaptent. Au contact les unes des autres les surfaces articulaires se modèlent. Les saillies exubérantes s'émoussent, les régions où les pressions sont exagérées se tassent ; inversement les régions où les contacts sont moins intimes tendent à s'hypertrophier. Dans les mouvements de flexion l'apophyse coronoïde et la tête radiale se font une logette sur la face antérieure de l'humérus et petit à petit l'amplitude des mouvements s'accroît.

Dans cette adaptation à longue échéance il ne faut pas voir autre chose qu'une amélioration fonctionnelle lente à se faire, généralement incomplète et toujours aléatoire.

Toute fracture du coude vicieusement consolidée, à moins d'ankylose totale, peut à la longue récupérer des mouvements d'amplitude croissante. En admettant même qu'il soit possible que ces mouvements reviennent jusqu'à permettre un fonctionnement articulaire satisfaisant, ce qui n'est pas le cas habituel, il est exceptionnel que ceux-ci se passent très correctement. Ils sont souvent très modifiés dans leur direction; en se plaçant dans l'extension, l'avant-bras se déjette en cubitus valgus ou varus.

Il est vrai que cette déviation est souvent sans impor-tance au point de vue fonctionnel car le coude a besoin de souplesse et l'enfant se déclare satisfait s'il peut exécuter les mouvements usuels. Cependant, en pareil cas, le coude reste très difforme et l'avant-bras quelquefois très dévié. Cette déformation peut même justifier une interven-tion tardive, ce qui nous paraît démontrer à l'évidence que *les meilleures adaptations ne sont jamais des guéri-sons.*

PLANCHE IV. — *Pronostic et évolution.* — Fractures vicieusement consolidées. — Fractures sus-condyliennes (figures 10 à 15) ; du condyle externe (figures 16 à 30) ; — de l'épitrochlée (figures 31 et 32) ; — du col radial (figures 33 à 35).

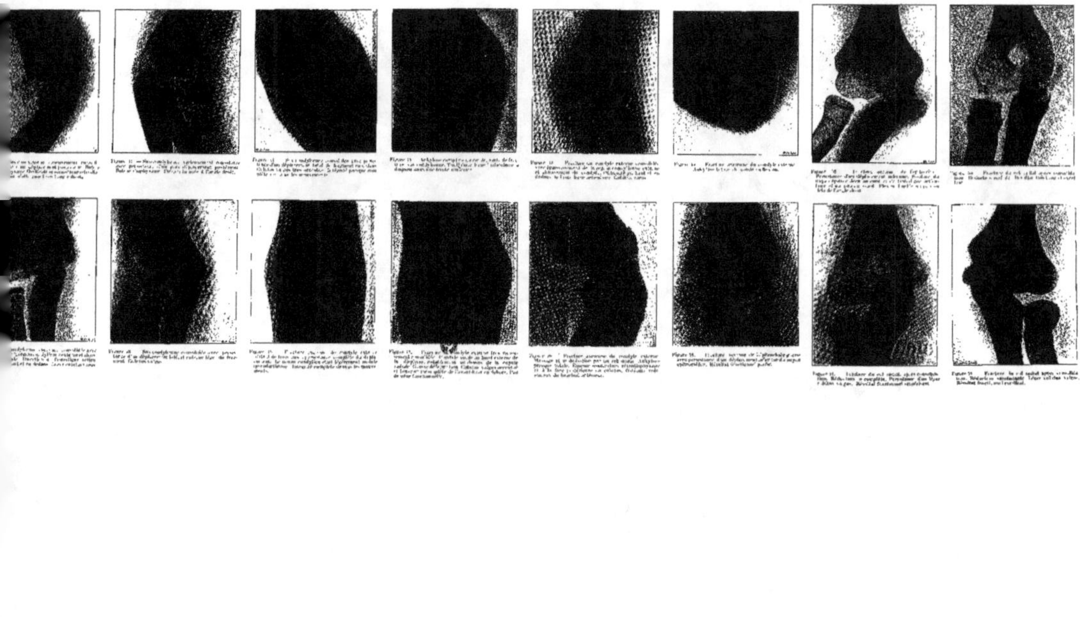

L'étude précédente a montré les causes nombreuses qui peuvent retentir diversement sur l'évolution de la fracture du coude de l'enfant. Il est bien évident que ces raisons sont avant tout des raisons anatomiques différentes pour chaque variété.

Il nous paraît utile maintenant de reprendre en détail la statistique dont nous avons donné précédemment les résultats globaux, et d'indiquer pour chaque catégorie de malades revus la proportion des bons et mauvais résultats.

Fractures sus-condyliennes.

Sur un total de quarante-neuf sus-condyliennes anciennes, nous avons constaté :

Seize guérisons parfaites. — Intégrité des mouvements complète ou presque complète — peu ou pas de déformation.

Treize guérisons satisfaisantes. — Mouvements limités dans tous les cas. — Presque toujours flexion incomplète, mais possible au delà de l'angle droit, — extension d'habitude peu compromise, — pronation et supination intactes, sauf dans un cas. — Chez tous ces malades consolidation vicieuse due à la persistance d'un déplacement, se compliquant ou non d'ossifications périostiques exubérantes et se traduisant par une déformation du coude et par une déviation plus ou moins grande de l'avant-bras en cubitus valgus ou varus.

Vingt guérisons défectueuses. — Au nombre desquelles cinq ankyloses complètes — flexion ne dépassant pas l'angle droit, grosse déformation, persistance d'un déplacement compliqué d'ostéomes exubérants.

De toutes les fractures du coude, ce sont les sus-condyliennes qui nous ont paru fournir la plus grande proportion de mauvais résultats.

Fractures du condyle externe.

Nous avons revu vingt-huit fractures du condyle externe et avons constaté :

Neuf guérisons presque parfaites. — Retour intégral des mouvements, mais ordinairement déformation légère due à la persistance d'un déplacement.

Sept guérisons satisfaisantes. — Mouvements articulaires un peu limités, tout particulièrement la flexion et l'extension. — Déformation souvent très appréciable. — Déviation fréquente en cubitus valgus ou varus.

Douze guérisons défectueuses. — Six fois ankylose complète ou presque complète. Dans un cas une tumeur blanche du coude a succédé à des phénomènes inflammatoires de longue durée. Les six autres malades avaient récupéré au bout d'un temps éloigné des mouvements de flexion ne dépassant pas sensiblement l'angle droit.

En revoyant nos malades nous avons pu constater que *la flexion et l'extension* du coude étaient les mouvements les plus compromis.

Sur ce point nous différons de l'opinion généralement admise.

Il est classique de dire que la variété de fractures que nous étudions expose assez souvent au retour incomplet des mouvements de supination. Chez presque tous nos malades, alors que les autres mouvements étaient très limités, nous avons constaté que la supination et la pronation se faisaient habituellement de façon satisfaisante. Nous n'avons jamais vu la pronation rester très limitée. Dans deux cas elle était incomplète. Sur un de nos malades revu à plusieurs reprises ce mouvement a été long à revenir ; deux mois après l'accident la supination était encore limitée, mais lorsque cet enfant est venu se montrer deux ans après il avait un fonctionnement articulaire parfait.

Dans un autre cas, où le condyle s'était consolidé avec persistance d'un déplacement antérieur, la supination n'est
jamais revenue complète.

Nous concluons donc que, sauf dans des conditions très
particulières, les mouvements de supination ne sont pas
compromis gravement, et qu'à moins d'ankylose la pronation n'est jamais très limitée. Ce sont les lésions des deux
os de l'avant-bras et du poignet qui s'accompagnent de
perte des mouvements de pronation et de supination, et
rarement les lésions du coude. Pour que la tête radiale
puisse rouler sur elle-même, il suffit qu'elle trouve un
point.d'appui sur le condyle plus ou moins déplacé.

Nous avons vu très souvent la flexion incomplète dans
les vieilles fractures du condyle externe vicieusement consolidées. Une bonne partie de nos malades ne pouvaient
pas porter la main à la bouche, ou bien pour le faire étaient
obligés d'incliner fortement la tête en avant. Assez souvent
l'extension du coude était limitée. Nous l'avons vue quelquefois incomplète alors que les autres mouvements étaient
possibles. Dans ce cas la gêne fonctionnelle était d'habitude partielle, car l'extension de l'avant-bras était généralement possible à 130 ou 140°.

Fractures de l'épitrochlée.

Sur treize fractures anciennes que nous avons revues,
nous avons noté :

Sept guérisons parfaites. — Pas de déformation, pas de
gêne appréciable des mouvements. — Il eût été impossible
cliniquement de faire un diagnostic rétrospectif de fracture
du coude. Un peu d'épaississement de la région interne de
l'épiphyse était quelquefois le seul reliquat du traumatisme
ancien.

Cinq résultats satisfaisants. — Déformation assez nette,

— gêne plus ou moins accentuée des mouvements, — mais toujours flexion possible un peu au delà de l'angle droit.

Un résultat très mauvais. — Ankylose presque complète du coude ayant justifié une intervention sanglante.

Fractures du condyle interne.

Deux malades seulement, que nous avons traités de façon précoce, ont été revus après un temps éloigné.

Le premier avait une fracture du condyle interne à très gros déplacement. Il a guéri en conservant une flexion presque complète, — extension limitée à 140°, — pronation et supination intactes. — La radiographie faite après guérison montre que le condyle interne est resté en dehors de l'articulation. C'est grâce à la persistance de ce déplament que le résultat fonctionnel a pu être satisfaisant, aucun obstacle osseux ne limitant les mouvements du coude.

Le second malade s'est présenté dans des conditions très différentes. Il s'agissait d'une fracture condylienne interne, avec fragment intra-articulaire, et luxation postéro-interne de l'avant-bras. L'impotence fonctionnelle était complète et les tentatives de réduction sous anesthésie restaient inefficaces. L'intervention pratiquée permit de reconnaître que l'irréductibilité tenait à la rotation du fragment sur lui-même. Celui-ci était orienté de telle façon que sa surface périostée regardait l'interligne, tandis que sa surface fracturée se tournait vers les téguments. Le fragment qui faisait corps étranger fut enlevé.

L'enfant, revu deux ans et demi après, a maintenant un résultat fonctionnel très satisfaisant. L'extension, seul mouvement limité, est possible à 150°. La fracture a guéri avec persistance d'un cubitus varus assez accentué.

Fractures du col radial.

Les trois fractures de cette catégorie, qui figurent dans notre statistique, ont donné des résultats esthétiques et fonctionnels très satisfaisants. Deux malades ont récupéré complètement leurs fonctions articulaires. Un seul, dont la fracture était à gros déplacement et ne fut pas réduite de façon parfaite, a conservé une flexion limitée à 45° ; son extension dépasse à peine 140°. L'enfant se sert très utilement de son avant-bras et la guérison s'est faite en somme dans des conditions satisfaisantes. Légère déviation en valgus.

Il ne faudrait pas en conclure pourtant que la fracture du col radial a toujours un excellent pronostic. Les trois malades précédents ont été traités de bonne heure et nous avons pu réduire convenablement la fracture. Le pronostic eût été différent en cas de non-réduction.

Dans son mémoire de la *Revue de chirurgie* de 1900, Mouchet a recueilli onze observations de fractures de l'extrémité supérieure du radius chez l'enfant, et a noté les résultats éloignés chez neuf de ses malades. Il a constaté :

Quatre guérisons parfaites;

Deux guérisons satisfaisantes, avec limitation de la flexion dans un cas, de la supination dans un autre ;

Trois résultats fonctionnels franchement mauvais ayant nécessité une intervention chirurgicale tardive. Il s'agissait, dit Mouchet, de fractures abandonnées à elles-mêmes sans aucun traitement, ou présentant de grosses difficultés de réduction. La résection d'un cal exubérant dans un cas, l'ablation de la tête radiale chez les deux autres malades ont permis la restitution de mouvements d'une amplitude satisfaisante.

CHAPITRE IX

COMPLICATIONS DES FRACTURES DU COUDE

La gravité du pronostic des fractures du coude chez l'enfant relève surtout d'une consolidation vicieuse entraînant la persistance d'un déplacement et la gêne mécanique des mouvements. Certaines complications peuvent cependant assombrir ce pronostic. Fort heureusement elles sont rares, mais elles méritent d'être connues à cause de leur grosse gravité.

1° FRACTURES OUVERTES

La plupart des fractures du coude chez l'enfant sont des fractures fermées. On ne doit pas en effet placer dans la catégorie des fractures compliquées, les phlyctènes ouvertes secondairement et les ulcérations dues aux pressions d'un appareil plâtré défectueux. Dans les cas de ce genre, les soins doivent être les mêmes que pour une fracture ouverte. Le pronostic est cependant totalement différent s'il s'agit d'une ulcération à distance du foyer de la fracture, ou bien d'un embrochement des muscles et des téguments par la saillie d'un fragment osseux.

La fracture ouverte est très rare, elle est d'ailleurs très grave et souvent l'infection de la plaie aboutit à une ankylose du coude.

Ce sont généralement les sus-condyliennes à gros dépla-

cement et très obliques qui se compliquent d'une perforation des téguments. L'extrémité diaphysaire traverse les
muscles de la face antérieure du bras et déchire secondairement la peau. Lorsqu'on veut réduire on éprouve de grosses
difficultés à remettre les fragments en contact et souvent
on doit réséquer leurs extrémités.

Mouchet rapporte dans sa thèse plusieurs observations
semblables de Gurlt, de Spillmann, de Kocher. Judet (*Bulletin médical*, 1905) cite une observation de fracture compliquée, guérie avec ankylose du coude. Dans notre statistique est comprise une fracture sus-condylienne avec perforation des téguments par le fragment diaphysaire. A la
face externe du coude existait une large plaie anfractueuse
au niveau de laquelle on voyait pointer la diaphyse. La
réduction fut obtenue après résection des extrémités des
fragments supérieur et inférieur. Au bout de deux mois
et demi, l'enfant sortait de l'hôpital après cicatrisation
complète de la plaie, et consolidation de la fracture,
ayant récupéré une flexion à 70, une extension à 150.

Nous n'avons pas observé d'autre exemple de fracture
compliquée.

Il peut arriver dans les fractures vicieusement consolidées avec persistance d'un déplacement, que la pression
d'un fragment osseux sous les téguments soit une menace
de perforation. Il n'est pas rare de rencontrer de vieilles
fractures obliques externes consolidées avec saillie du condyle en arrière et en dehors. La peau est amincie à ce
niveau et paraît prête à se perforer, d'autant mieux que le
fragment a pu basculer sur lui-même.

En pareil cas nous avons considéré une menace de perforation comme une indication d'intervenir secondairement par la résection du fragment. Il s'agissait d'une fracture guérie fonctionnellement de façon excellente avec
conservation de tous les mouvements.

2° COMPLICATIONS VASCULAIRES

Les vaisseaux avoisinant l'articulation du coude échappent remarquablement aux blessures produites par le déplacement des fragments ; aussi considérons-nous comme un accident absolument exceptionnel la contusion ou la déchirure de l'artère et des veines humérales.

Deux exemples semblables sont rapportés par Kocher. Dans un cas il s'agissait d'un embrochement de l'artère humérale qui dut être liée. Dans un autre, la suture de l'artère eut pour conséquence la gangrène du membre qui fut amputé.

Une observation récente de F. Magenau [1] concerne un enfant de 8 ans qui après une chute d'une hauteur de deux mètres eut une fracture compliquée de l'extrémité inférieure de l'humérus, avec hernie de la diaphyse en avant et en dedans, suppression du pouls radial et menace de sphacèle. L'intervention faite pour parer aux accidents circulatoires permit de trouver l'artère et la veine humérales coudées sur elles-mêmes au-dessus du fragment supérieur. La guérison eut lieu sans accidents après qu'on eut réduit la fracture et libéré les vaisseaux.

On conçoit l'extrême gravité de pareilles complications, qui d'ailleurs sont exceptionnelles et ne sont jamais vues dans la fracture fermée, quelle que soit l'importance du déplacement.

3° COMPLICATIONS NERVEUSES

Les complications nerveuses sont les seules intéressantes. Elles compromettent quelquefois très gravement l'avenir du membre.

1. F. Mageneau, *Beitrage z. Klin. Chirurgie*, 1907.

De longues études leur ont été consacrées. Nous citerons notamment la thèse de Mouchet, les *Cliniques* de Broca, les articles de la *Revue de chirurgie* de Broca et Mouchet, 1899, de Savariaud, 1903, la thèse de Muller.

Il ne faut pas cependant exagérer la fréquence de ces complications.

A l'exception du nerf cubital exposé aux contusions directes par sa situation superficielle dans la gouttière épitrochléo-olécranienne, les autres nerfs : radial et médian, échappent généralement aux contusions et aux déchirures. Ils peuvent cependant être atteints par le déplacement du fragment ou englobés dans le cal.

En ne tenant compte que des fractures dont nous avons suivi l'évolution, nous serions tentés de croire à l'extrême rareté des accidents nerveux. Nous n'en avons observé que deux cas, l'un de paralysie du nerf radial qui fut passagère et guérit sans intervention, l'autre de paralysie transitoire du médian comprimé par un ostéome.

L'opinion des auteurs cités précédemment est différente. Ils ont vu un nombre relativement élevé de complications nerveuses.

Broca et Mouchet rapportent neuf observations personnelles :

> 38 fractures sus-condyliennes ont donné six complications nerveuses ;
> 40 fractures du condyle externe ont donné trois complications nerveuses.

Savariaud a publié 4 observations de sus-condyliennes compliquées de paralysie :

> du radial   une fois
> du médian   une fois
> du cubital et du médian   deux fois

Muller cite 15 observations de fractures compliquées de paralysie :

12 sus-condyliennes ont donné :   7 paralysies du médian
                               5   »   du radial

Une fracture du condyle externe a donné une paralysie passagère du radial.

2 fractures de l'épitrochlée ont donné une paralysie passagère du cubital et une paralysie grave du cubital.

Il évalue à 1/5 des sus-condyliennes la proportion des complications nerveuses.

Les auteurs classiques distinguent des complications nerveuses PRÉCOCES, SECONDAIRES et TARDIVES.

Les premières sont la conséquence immédiate du traumatisme. Elles sont vues le jour même ou dans les deux ou trois premiers jours qui suivent l'accident.

Les secondes apparaissent pendant la phase de consolidation et sont constatées généralement à la levée de l'appareil plâtré.

Les paralysies tardives surviennent un temps souvent très long et d'ailleurs variable après la guérison de la fracture.

Il est utile de conserver cette division classique, mais il est intéressant de faire remarquer qu'elle est peut-être vraie au point de vue pathogénique, mais ne répond pas exactement aux faits observés en clinique.

Il est très fréquent de ne pas pouvoir catégoriser aussi nettement les complications nerveuses du coude. Une paralysie constatée pendant la consolidation ou après la consolidation n'est pas forcément une paralysie secondaire. C'est souvent une paralysie méconnue dans les premiers jours et cachée par l'appareil plâtré, attribuable par conséquent au traumatisme et non à la consolidation de la fracture.

D'autre part, certaines paralysies à peine esquissées dans les premiers jours s'installent progressivement. Comme dans le cas précédent, ce n'est pas la compression du nerf dans le cal qu'il faut incriminer, mais la contusion par les fragments déplacés et la névrite consécutive à cette contusion. Aussi faut-il restreindre le nombre des paralysies secondaires au profit des paralysies primitives.

C'est pour exprimer les faits de ce genre que Savariaud décrit de fausses paralysies secondaires et des paralysies mixtes (*Revue de chirurgie*, 1903).

Toutes ces réserves faites, nous revenons aux descriptions classiques.

A. — COMPLICATIONS NERVEUSES PRÉCOCES

Étiologie. — Toute l'étiologie des paralysies précoces peut se résumer dans une seule cause : la contusion du nerf. Les exemples de déchirures nerveuses sont en effet trop rares pour qu'il en soit tenu compte. Broca et Mouchet citent cependant deux observations de Nicoladini et Finotti, de Sprenger et Claus. Dans les deux cas, la section complète du radial fut diagnostiquée cliniquement dans une fracture sus-condylienne à gros déplacement et vérifiée par l'intervention. Dans un cas de M. Nové-Josserand, rapporté dans la thèse de Bellissen (Thèse de Lyon, 1900), il s'agit également d'une sus-condylienne chez un enfant de 7 ans. La paralysie du radial avait été reconnue à la levée de l'appareil d'immobilisation, et l'intervention faite un mois et demi après l'accident permit de reconnaître la section complète du nerf divisé en deux segments par une arête vive du fragment supérieur.

Enfin un autre exemple de section nerveuse du radial est rapporté dans la thèse de Muller (Observ. 21). C'est un cas de M. Bérard. La paralysie reconnaissait pour cause la section du nerf vérifiée par l'intervention un mois et demi après l'accident.

Nous considérons les exemples de ce genre comme absolument exceptionnels.

Il en est de même des cas où le nerf, au lieu d'être sectionné, est dilacéré sans solution de continuité : une observation de Kocher, paralysie du médian ; de Czerny, paralysie du radial ; de Hilgenreiner, paralysie du cubital, citées dans la thèse de Lebourgeois.

Jones, 1885, cité par Savariaud, et Polaillon, cité par Broca, ont vu l'un et l'autre, à l'occasion d'une intervention, l'embrochement d'un tronc nerveux par une esquille osseuse.

Nous ne connaissons pas d'exemple d'interposition nerveuse pour les fractures de l'extrémité inférieure de l'humérus. Savariaud rapporte cependant les observations de Hilton et Swaen. Les manœuvres de réduction dans une fracture du condyle interne déterminèrent dans ce cas un pincement du cubital entre deux fragments.

Dans toutes les observations que nous venons de citer, il s'agit de faits absolument rares, qu'on aura peu d'occasions de rencontrer.

Plus fréquente est la contusion du tronc nerveux, et c'est à cette dernière cause qu'il faut rapporter la majorité des paralysies précoces dans les fractures du coude.

Dans la gouttière épitrochléo-olécranienne, le nerf cubital est très exposé à la contusion directe, et c'est vraisemblablement de cette cause que relèvent les paralysies signalées dans quatre cas de fractures sus-condyliennes, par Broca et Mouchet. Dans les fractures de l'épitrochlée, la compression du nerf cubital par le fragment épitrochléen luxé en bas et en arrière est invoquée quelquefois, mais ne nous paraît pas devoir être incriminée, en raison du petit volume et surtout du déplacement interne du noyau épitrochléen.

Le radial et le médian sont au contraire très peu exposés au choc direct qui, généralement, s'exerce sur la face postérieure du coude ; mais ils sont l'un et l'autre susceptibles d'être contusionnés par le fragment déplacé.

Les sus-condyliennes, fractures à gros fragment et souvent à grand déplacement, sont les plus riches en complications nerveuses précoces. C'est, dans ce cas, la saillie antérieure du fragment diaphysaire qui contusionne le nerf.

Il n'y a pas, d'ailleurs, de relation absolue entre l'importance du déplacement et la complication nerveuse. Un très grand nombre de fractures à déplacement étendu ne donnent lieu à aucun trouble dans l'innervation du membre. On peut cependant admettre, avec Savariaud, qu'un déplacement antéro-interne de la diaphyse expose à la contusion du médian, alors qu'un déplacement antéro-externe peut surtout léser le radial. Dans quelques cas, l'un et l'autre nerf sont contusionnés. Les complications nerveuses précoces sont très rares dans les fractures du condyle externe. Il y a deux raisons pour lesquelles le nerf radial n'est pas atteint. La première se rattache au mécanisme même de la fracture qui ne succède pas d'habitude à un choc direct sur la face externe du coude, mais à une chute sur la paume de la main, par pression transmise le long de la tige radiale. La seconde raison tient au sens de déplacement du fragment condylien qui se porte en avant, en arrière ou en dehors, mais rarement en haut. Même dans ce dernier cas, le nerf radial n'est pas atteint par le fragment qui reste au-dessous de lui.

Dans un cas de fracture oblique externe, Broca a vu une paralysie du cubital qu'il explique par le déplacement postéro-interne de l'olécrane, comprimant le nerf dans la gouttière. En raison de la situation superficielle du nerf, qui l'expose au traumatisme, il paraît plus logique d'admettre qu'il s'agit d'une contusion du cubital par choc direct.

Les quelques cas de paralysie cubitale signalés dans les fractures de l'épitrochlée relèvent vraisemblablement de la même cause.

Symptomatologie et évolution. — Il ne faut pas compter, dans les quelques jours qui suivent le traumatisme, sur une symptomatologie très nette des accidents nerveux.

Même dans les cas de section complète du nerf où les symptômes moteurs et sensitifs doivent être au complet, la paralysie a pu être méconnue dans les premiers jours. L'observation de M. Nové-Josserand, rapportée dans la thèse de Bellissen, en est un exemple. Le diagnostic de paralysie radiale ne fut fait que 20 jours après le traumatisme, à la levée de l'appareil plâtré qui dut être supprimé à cause des douleurs ressenties par le malade.

Dans un cas de M. Bérard (thèse de Muller) les symptômes moteurs et sensitifs étaient très accentués, mais il s'agissait d'une fracture datant de deux mois et demi.

A plus forte raison, lorsqu'il y a contusion du tronc nerveux, la paralysie s'installe progressivement et peut être mise au début sur le compte de l'impotence fonctionnelle due à la douleur.

C'est pourquoi un grand nombre de complications nerveuses dont la cause est la contusion du nerf ou sa compression par le déplacement des fragments ne sont reconnues que tardivement lorsque des lésions définitives se sont installées.

Il est donc de toute nécessité de rechercher très attentivement les troubles nerveux qui peuvent passer facilement inaperçus à un examen superficiel.

Un diagnostic positif est généralement possible si l'on apporte beaucoup de soins à l'examen de son malade.

On peut remarquer que la main est tombante, que l'extension des doigts et de l'avant-bras est impossible. En raison du siège de la fracture, la paralysie radiale n'est pas totale, le long supinateur est respecté. Ou bien ce sont les mouvements de flexion et d'opposition du pouce qui sont empêchés. Les deux dernières phalanges du médius et de l'index sont en flexion. C'est alors la paralysie du médian.

Ou bien encore, dans les cas où le cubital est intéressé, c'est la griffe des deux derniers doigts, annulaire et auriculaire, qui est le signe principal.

Des symptômes sensitifs et plus tard des troubles trophiques viennent compléter ce tableau, variable suivant les types de la paralysie. Cet ensemble symptomatique manque quelquefois de netteté, car souvent la paralysie est incomplète. Il y a plutôt parésie que paralysie.

Un diagnostic causal est toujours difficile et souvent n'est rendu possible que par l'évolution. On doit penser à la contusion du nerf, qui est de beaucoup la cause la plus fréquente. Cependant si la paralysie est totale d'emblée, si les troubles moteurs et sensitifs ne se modifient pas, on peut être autorisé à penser à la possibilité d'une section nerveuse ou d'un embrochement par un fragment, tout en réservant ce diagnostic qui n'est fait d'habitude qu'à l'occasion de l'intervention.

C'est également l'évolution qui permet de faire un pronostic. Un très grand nombre de contusions nerveuses sont curables spontanément. Les troubles nerveux régressent progressivement, puis disparaissent. C'est ainsi que se comportent d'habitude les paralysies qui relèvent des contusions directes.

Si c'est un fragment déplacé qui a soulevé le nerf et le tiraille, les accidents nerveux peuvent encore régresser et guérir spontanément, si la réduction de la fracture supprime la cause de la paralysie.

Dans le cas contraire, le nerf reste en contact du fragment et les accidents nerveux persistent sans modification. Il s'agit alors d'une paralysie mixte, reconnaissant une double cause : la contusion primitive du nerf et sa compression secondaire par le fragment.

Nous étudierons plus utilement les cas de ce genre dans le second paragraphe de ce chapitre.

B. — COMPLICATIONS NERVEUSES SECONDAIRES

Étiologie et anatomie pathologique. —Les complications nerveuses, qui surviennent pendant la période de consolidation de la fracture, sont relativement rares, car il ne faut pas comprendre sous ce nom les fausses paralysies secondaires qui sont la conséquence du traumatisme.

Parmi toutes les fractures du coude, les sus-condyliennes sont de beaucoup les plus exposées à cette complication.

Leur consolidation est très souvent défectueuse ; les décollements périostiques sont l'origine de cals exubérants qui peuvent comprimer les nerfs ; et souvent en plus d'un cal volumineux persiste dans la fracture guérie un déplacement antérieur de la diaphyse.

Le radial et le médian, d'abord indemnes, peuvent, de la sorte, être atteints secondairement par la formation du cal ou le déplacement des fragments.

Cependant, eu égard au grand nombre des fractures sus-condyliennes chez l'enfant, on peut dire que les complications nerveuses de la consolidation sont rares ; un très grand nombre d'entre elles guérissent vicieusement sans s'accompagner d'accidents nerveux.

Les paralysies secondaires sont exceptionnelles dans les fractures du condyle externe. Le nerf radial est trop haut placé pour être comprimé par un fragment ou enserré dans le cal.

Il est possible qu'une ossification comprime le nerf cubital au niveau de la gouttière épitrochléenne. Cette complication est cependant rare. Broca, Mouchet et Savariaud n'en ont pas vu de cas. Les observations de Dénucé, de Richet, de Brandenburg, signalées par Mouchet dans sa thèse, concernent des paralysies du nerf cubital attribuées à un cal exubérant consécutif à une fracture de l'épitrochlée. Mais aucune d'elles n'est très concluante ; il est plus vraisemblable d'admettre que dans des cas semblables la paralysie du cubital relève d'une contusion directe.

Il est possible également, ainsi que le pense Mouchet, que les observations de Dénucé, de Richet et de Brandenburg ne soient pas des fractures vraies de l'épitrochlée, mais plutôt des fractures détachant avec le noyau épitrochléen tout un fragment du condyle interne.

Nos observations de fractures du condyle interne n'ont pas donné lieu à des accidents du côté cubital. Cette complication possible, en raison du voisinage du nerf et de la consolidation très défectueuse de la fracture, a cependant été signalée par Broca.

Nous ne connaissons pas d'exemple de paralysie consécutive à une fracture du col radial.

C'est d'habitude au cal exubérant qu'on fait jouer le rôle principal dans la pathogénie des paralysies secondaires. Mais il s'en faut de beaucoup qu'il soit toujours en cause. Broca, Mouchet, Savariaud ont tout particulièrement insisté sur ce fait qu'il s'agit d'habitude de fractures mal réduites, dans lesquelles un fragment très saillant déplace et tiraille le nerf. En ce qui concerne la fracture sus-condylienne, le fait a été vérifié très souvent à l'occasion d'une intervention. Le nerf lésé, radial ou médian, est trouvé d'habitude au contact d'une arête formée par le bec antérieur de la diaphyse sur laquelle il repose. Il est aminci, presque effilé, sans solution de continuité ; son aspect est rougeâtre, il repose sur un tissu ostéo-fibreux auquel il adhère très intimement. On ne voit pas au niveau de l'épiphyse inférieure l'enclavement complet du nerf dans un cal volumineux, comme le fait est fréquent lorsqu'il s'agit de fracture de la diaphyse humérale.

On a invoqué quelquefois, pour expliquer la pathogénie des paralysies secondaires, la compression du nerf par un appareil plâtré défectueux. Mais ce mécanisme est rarement exact, si même il est possible.

Symptômes et évolution. — Les symptômes de ces paralysies secondaires sont les mêmes que ceux précédemment étudiés.

Quelquefois, mais non de façon constante, la paralysie est annoncée par des troubles sensitifs. Ce sont des douleurs persistantes malgré la réduction de la fracture et l'immobilisation du membre, quelquefois une sensation d'engourdissement des doigts. Lorsque les douleurs manquent ou ne sont pas attribuées à leur vraie cause, comme c'est le cas habituel, la paralysie n'est reconnue que quinze jours ou trois semaines après l'accident, lorsque l'avant-bras est sorti du plâtre et la fracture consolidée.

Le diagnostic est alors en général très facile; il s'impose dans tous les cas où la paralysie est assez accentuée. L'impotence fonctionnelle et toujours un certain degré d'atrophie musculaire ne laissent aucun doute sur la complication nerveuse. Il est bien plus difficile de déterminer exactement la cause de la paralysie : non-réduction de la fracture ou bien exubérance du cal. La radiographie ne permet pas ce diagnostic causal, car si l'on voit nettement sur le cliché le déplacement des fragments, on ne voit le cal que lorsqu'il est envahi par l'ossification, c'est-à-dire tardivement. Aussi la cause exacte de la paralysie reste-t-elle habituellement méconnue jusqu'au moment de l'intervention, qui met la lésion sous les yeux du chirurgien.

Le pronostic est très variable. Lorsqu'il s'agit de cal exubérant, on peut espérer la guérison spontanée par l'immobilisation. Le cal, en régressant, permet au nerf de se libérer. C'est ainsi qu'ont évolué un certain nombre de paralysies qui ont guéri sans intervention sanglante. Si au contraire la cause est la non-réduction de la fracture, la paralysie ne régresse pas et ne peut guérir que par la résection du fragment qui comprime ou déplace le tronc nerveux.

Du pronostic fait par le chirurgien dépendent les indications opératoires.

C'est en surveillant attentivement l'évolution de la paralysie qu'on fait un pronostic. Toute amélioration spontanée doit être une raison d'attendre sans intervenir. Mais à défaut de tout symptôme indiquant une régression de la paralysie, cette attente ne doit pas être prolongée au delà de deux mois, sous peine de voir s'installer des lésions définitives.

L'exploration électrique est également une ressource précieuse.

La perte brusque de la contractilité musculaire peut être le fait d'une contusion du nerf ; mais elle persiste peu de temps si la contusion est légère. La contractilité électrique réapparaît et les troubles moteurs s'atténuent progressivement.

Il n'en est plus de même et la paralysie ne régresse plus spontanément, lorsqu'est constatée la réaction de dégénérescence, qui fournit une indication d'intervenir d'emblée.

C. — COMPLICATIONS NERVEUSES TARDIVES

Depuis quelques années les travaux de Broca et de Mouchet ont attiré l'attention sur des complications nerveuses susceptibles d'apparaître à très longue échéance après guérison complète d'une fracture du coude chez l'enfant.

Six observations de ce genre sont rapportées dans la thèse de Vacquerie, Paris, 1902, inspirée par Broca.

Ce sont, brièvement résumés :

Un cas de Panas (*Archives générales de médecine*, Paris, 1876). — Paralysie cubitale, douze ans et demi après une fracture du coude chez un enfant.

Un cas de Sengensée (*Ann. de Bordeaux*, 1898). — Névrite cubitale, seize ans après une fracture du coude à l'âge de deux ans.

Deux observations de Broca et de Mouchet (*Rev. de*

chirurgie, 1899). — Paralysie cubitale, dix-huit et vingt-deux ans après une fracture du condyle externe.

Une observation nouvelle de Mouchet rapportée dans la thèse de Vacquerie. — Paralysie cubitale, seize ans après une fracture du condyle externe.

Enfin une dernière observation de Broca (*Bulletin médical*, 1900) concernant une névrite du médian, apparue trois ans après guérison complète d'une fracture du condyle externe.

Dans toutes les observations que nous venons de citer, la paralysie survenue très tardivement est le fait principal et le traumatisme est souvent oublié par le malade lorsqu'apparaît la complication. Le long intervalle qui sépare l'un de l'autre n'est caractérisé par aucun accident nerveux. Les douleurs qui précèdent d'habitude les troubles moteurs et permettent au chirurgien de rattacher la paralysie à la fracture font défaut complètement pendant de longues années. Si la très ancienne fracture du coude n'attirait pas l'attention et si on ne lui donnait pas l'importance que lui attribuent Broca et Mouchet, on serait tenté de chercher dans une névrite d'origine toxique ou infectieuse la cause des accidents nerveux.

Il est intéressant de noter que toutes les observations de Broca et Mouchet et celle de Sengensée sont des fractures anciennes du condyle externe, et que dans tous les cas, à l'exception de celui de Broca, la paralysie a porté sur le nerf cubital. Si l'on met à part cette dernière observation de Broca, toutes les autres sont des fractures guéries avec une déviation de l'avant-bras en cubitus valgus ayant pour conséquence l'effacement de la gouttière du cubital par le rapprochement de l'olécrane contre l'épitrochlée.

C'est en effet par le cubitus valgus que Broca et Mouchet expliquent la paralysie cubitale.

Conformément à l'opinion de Rieffel ils mettent cette déviation externe de l'avant-bras sur le compte de troubles ostéogéniques. En s'accentuant à mesure que s'achève le développement de l'extrémité inférieure de l'humérus, le cubitus valgus rapproche l'olécrane de l'épitrochlée. La gouttière épitrochléo-olécranienne s'efface donc progressivement et le nerf cubital trop étroit est traumatisé à l'occasion des mouvements d'extension de l'avant-bras.

Broca admet une pathogénie peu différente pour un cas de névrite tardive du médian : dans une fracture ancienne du condyle externe guérie avec cubitus varus, Broca put constater par l'intervention, l'existence d'une saillie osseuse sur la lèvre externe de la trochlée en contact avec le nerf médian. La déviation progressive en cubitus varus a rendu plus intime, dit-il, le contact de la saillie osseuse avec le nerf. Dans ce cas, comme dans les précédents, la paralysie est donc la conséquence éloignée d'un arrêt de développement.

Dans le chapitre consacré à l'évolution des fractures du coude, nous avons donné notre opinion sur les troubles d'origine ostéogénique dont nous rejetons l'existence, n'ayant jamais eu l'occasion de les observer sur un grand nombre de fractures anciennes.

Pour les mêmes raisons la pathogénie de ces complications nerveuses tardives, telle que nous venons de l'exposer, ne nous paraît pas acceptable.

Les fractures du condyle externe guéries avec cubitus valgus ou varus sont très fréquentes mais, à notre avis, ce sont des fractures mal réduites pour lesquelles on n'a pas corrigé le déplacement latéral interne de l'avant-bras. Nous refusons d'y voir les suites éloignées d'un arrêt de développement.

Avec ces réserves nous admettrions volontiers l'explication de Broca et Mouchet et nous mettrions sur le compte d'une compression du nerf cubital par rétrécissement de la gouttière épitrochléo-olécranienne les rares observations de paralysie tardive.

Nous croyons d'ailleurs à leur excessive rareté et nous n'en avons pas observé d'exemples.

L'apparition très tardive de ces accidents nerveux n'est pas un argument en faveur de l'origine ostéogénique du cubitus valgus qui relève toujours d'une non-réduction. Si la névrite cubitale se manifeste plusieurs années après la fracture, cela tient à ce que la compression du nerf n'est possible, avec un cubitus valgus de moyenne intensité, que dans l'extension complète de l'avant-bras. C'est uniquement dans cette attitude que la gouttière épitrochléo-olé-cranienne est complètement effacée. On sait avec quelle lenteur reviennent les mouvements dans une fracture vicieusement consolidée. Lorsque le coude est en demi-flexion, la déviation latérale de l'avant-bras passe inaperçue et le nerf cubital n'est pas comprimé. Si plus tard l'extension de l'avant-bras devient complète le cubitus valgus apparaît alors nettement et les premiers accidents nerveux commencent à se manifester.

Ainsi s'explique bien mieux qu'en faisant intervenir des troubles de développement dont rien ne démontre l'existence, l'évolution, en apparence progressive, du cubitus valgus, et l'apparition tardive des accidents nerveux.

CHAPITRE X

TRAITEMENT

Aperçus généraux sur le traitement des fractures du coude.

1. *Immobilisation sans réduction.* — Le traitement des fractures du coude de l'enfant n'a pas toujours été tel qu'on doit le concevoir actuellement.

Il y a une trentaine d'années à peine, certains chirurgiens ont préconisé l'abstention presque complète. Ne pas toucher à la fracture était leur grande préoccupation. Ils se contentaient d'immobiliser dans telle ou telle attitude qui leur paraissait convenir à tel ou tel cas et ne cherchaient pas à réduire. A la Société de chirurgie de Paris en 1880 (*Bul. soc. chirurg.*, p. 231), Després s'exprimait de la façon suivante, en invoquant l'autorité de chirurgiens de valeur tels que Giraldès et Marjolin : *« Ceux qui connaissaient le mieux la chirurgie infantile savaient très bien qu'il faut laisser tranquilles les enfants qui ont une fracture du coude. Ils ne faisaient pas la réduction. Il peut sans doute survenir de l'arthrite si les petits malades ne sont pas surveillés ; mais je n'en n'ai pas observé. Quant au cal exubérant il existe dans toutes les fractures, mais il est indiqué dans tous les ouvrages qu'il diminue et se résorbe. »*

2. *Mobilisation et massage précoces.* — S'il suffisait de ne pas toucher à la fracture pour la voir guérir, fût-ce

même au bout d'un temps très long, le traitement serait simple et la question n'occuperait pas la place qu'elle tient maintenant encore en chirurgie infantile. Il est loin d'en être ainsi. On vit, et tous les chirurgiens peuvent actuellement faire les mêmes constatations, des enfants revenir tardivement avec un coude en général très déformé et partiellement ou totalement enraidi. La nécessité d'obtenir à tout prix des mouvements articulaires dominant toute la question, les chirurgiens s'orientèrent bientôt dans une voie nouvelle. Ils s'adressèrent à la mobilisation faite de bonne heure, presque immédiate dans quelques cas, moyen qui leur parut propre à prévenir les enraidissements. Lucas-Championnière fut le grand défenseur de la méthode. Il a chaudement préconisé le massage précoce dans toutes les fractures, en faisant toutefois quelques réserves pour celles des sujets jeunes ; mais dans un chapitre de son ouvrage, qu'il consacre au traitement des sus-condyliennes de l'enfant, il insiste sur *la nécessité de ne pas immobiliser pendant plus d'une huitaine de jours et sur les avantages de commencer de bonne heure le massage et les mouvements.*

Appliquée à l'enfant, la méthode de Lucas-Championnière n'a pas donné d'heureux résultats ; bien plus, elle a conduit quelquefois à des désastres. Pendant toute sa phase d'activité, le périoste est très sensible ; il réagit aux moindres irritations par une tendance fâcheuse aux ossifications exubérantes. On court au-devant du danger d'ankylose en voulant mobiliser de bonne heure un coude d'enfant. Dans la fracture sans déplacement, qui semble se prêter le mieux à ce mode de traitement, il y a les mêmes inconvénients à mobiliser et même un danger plus grand. On risque en effet, par un mouvement intempestif, de déchirer le périoste qui maintient les fragments en contact et de produire ainsi un déplacement qui n'existait pas.

3. *Nécessité d'une bonne réduction*. — Le remède préventif des raideurs articulaires n'est pas dans la mobilisation précoce, trop dangereuse pour être appliquée, même dans les mains de chirurgiens prudents. Pour avoir de bonnes guérisons fonctionnelles et esthétiques, *il faut bien réduire et ne jamais immobiliser si l'on n'a pas la certitude du résultat obtenu*. La radiographie permet de constater que les fractures mal guéries sont toujours des fractures mal réduites et l'examen des clichés a conduit à cette conclusion qu'il faut tout sacrifier à la bonne coaptation des fragments. On ne saurait trop protester contre la tendance qu'ont encore quelques chirurgiens, qui ne craignent pas d'affirmer que toutes les fractures même non réduites, guérissent à la longue par l'heureuse influence du temps et sous l'effet d'une adaptation très problématique. Ne pas se contenter d'une tentative ébauchée de réduction, s'assurer toujours que les fragments ont repris leur place régulière, telle doit être la ligne de conduite. Avec de bonnes réductions, la durée de l'immobilisation, la question de l'attitude donnée au membre deviennent des faits secondaires. Les longues immobilisations de trois semaines et plus ne font pas des ankyloses, contrairement à ce que l'on entend dire quelquefois. C'est la non-réduction ou la prolifération périostique qui enraidissent un coude et le danger n'est pas à craindre quand la fracture est bien réduite. L'attitude donnée à l'avant-bras n'a d'importance qu'autant qu'elle permet de maintenir les fragments en plus ou moins bonne position. Si l'extension complète permet seule le maintien de la réduction, on n'hésitera pas à donner cette attitude à l'avant-bras.

Réduire et maintenir réduit sont loin d'être chose facile dans la généralité des cas. Le tort de quelques auteurs, croyons-nous, a été de vouloir indiquer des méthodes de traitement très précises, applicables invariablement à toutes les fractures du coude ou bien à chaque variété. Les fractures sont trop différentes anatomiquement, pour qu'on puisse s'étonner qu'il y ait des inconvénients à formuler un traitement qui s'adresse à tous les cas. Dans une seule variété de fractures, la sus-condylienne par exemple, les déplacements ne sont pas toujours identiques. Dans un cas prédomine un déplacement postérieur, dans un autre c'est un déplacement latéral ou bien une bascule du fragment sur lui-même. Comment veut-on englober ces cas dissemblables dans une même formule de traitement ? Ce qui est vrai de la sus-condylienne l'est aussi de toutes les autres variétés et chaque type de fracture comporte ses indications particulières.

Les manœuvres auxquelles on aura recours importent peu, pourvu qu'elles ne soient pas brutales et pourvu qu'elles conduisent à une bonne réduction. Tel déplacement sera mieux corrigé par des tractions faites sur l'avant-bras, tel autre par une action directe sur le fragment. Le but très général dans la fracture comme dans la luxation est de faire parcourir aux extrémités osseuses le chemin inverse de celui qu'elles ont suivi en se déplaçant. Ce que doivent être les manœuvres de réduction, le chirurgien le déduira d'une connaissance très exacte de la fracture et c'est en présence d'un cas donné qu'il se tracera sa ligne de conduite, en se gardant de traiter toutes ces fractures par telle ou telle méthode qu'il se rappelle avoir été préconisée dans des cas semblables.

S'il nous fallait formuler des règles de traitement, nous nous contenterions d'indiquer quelques préceptes généraux qui doivent toujours guider le chirurgien. Il faut avant tout bien connaître la forme anatomique de la fracture. L'examen clinique, même le mieux conduit, ne suffit jamais ; il faut la comparaison de deux clichés : une face et un profil, faits par un radiographe expérimenté et interprétés par un chirurgien qui sait lire une radiographie.

Il faut, en présence d'un cas donné, rechercher la réduction par des manœuvres qui peuvent être variables (tractions sur l'avant-bras agissant sur le fragment par l'intermédiaire des ligaments ou bien pressions directes). Le choix de ces manœuvres importe peu pourvu qu'elles soient efficaces; mais il faut éviter des manœuvres brutales qui exagèrent les lésions périostées pour le plus grand dommage des fonctions articulaires. On fait mieux et plus sûrement en agissant prudemment et lentement, même au prix de tâtonnements répétés.

Il faut enfin ne pas immobiliser avant d'avoir la certitude de la réduction obtenue. La nécessité d'un contrôle n'est pas discutable; on peut croire avoir réduit parce que la continuité des fragments paraît rétablie, et parce qu'on obtient des mouvements de flexion et d'extension d'amplitude presque normale, l'enfant étant encore endormi sur la table d'opération. Se fier à des constatations purement cliniques ne suffit pas si la réduction a été laborieuse. Lorsque persiste le moindre doute, le chirurgien se doit à lui-même de se contrôler. La radiographie lui en fournit encore les moyens. Nous voyons de grands avantages à ne pas faire d'emblée des immobilisations définitives sous un plâtre qu'on laissera trois semaines ou plus sans surveillance possible. Il est plus simple de faire une première immobilisation avec une attelle plâtrée dont l'épaisseur sera réduite à quatre doubles. On fait alors radiographier son malade et les images qu'on obtient sous plâtre, mais dans ces conditions seulement, ont une netteté suffisante. Si les fragments sont en place, le chirurgien renforce son premier appareil et fait une immobilisation définitive. S'il voit, au contraire, persister un déplacement qu'il estime préjudiciable au retour des mouvements, il ne doit pas courir les risques d'une réduction défectueuse, mais chercher à obtenir mieux par de nouvelles tentatives.

Ce chapitre comprend trois divisions :

1° *Le traitement non sanglant* (réduction et immobilisation, soins consécutifs).

2° *Le traitement sanglant* (reposition, extirpation ou enchevillement des fragments).

3° *Le traitement des fractures vicieusement consolidées et des complications nerveuses.*

1° TRAITEMENT NON SANGLANT

Fractures sans déplacement.

La fracture sans déplacement, d'ailleurs très rare, est d'un pronostic bénin, à condition que le traitement soit bien dirigé.

On ne saurait trop insister sur la nécessité de ne pas traiter par le massage et la mobilisation précoces la fracture sans déplacement quelle qu'en soit la variété. Il a été question déjà des inconvénients graves de la mobilisation. Deux raisons doivent faire rejeter ce mode de traitement : la tendance aux proliférations exubérantes du périoste et la fréquence des déplacements secondaires. Les avantages du massage, très réels et que personne ne conteste (résorption plus rapide des exsudats, atrophie musculaire moins accentuée), ne sont rien en regard des dangers dont nous venons de parler.

La fracture sans déplacement doit être immobilisée avec le même soin qu'on mettrait à immobiliser une fracture dont la réduction a été péniblement obtenue. Une simple écharpe ne suffit pas ; l'application d'attelles autour de l'avant-bras est un moyen de contention inefficace. L'une et l'autre ne répondent pas au but cherché.

Il faut immobiliser dans un plâtre. Ce plâtre doit être fait soigneusement ; il doit prendre de solides points d'appui sur le membre malade au niveau de l'épaule et du poignet. Il doit être conservé longtemps, pendant trois semaines et plus, si l'enfant souffre encore à la levée de l'appareil plâtré. Les immobilisations longues ne font pas les ankyloses. Les immobilisations courtes qu'on est tenté de faire en pareil cas ont un gros danger qu'il faut connaître. Il peut arriver que, secondairement, l'avant-bras débarrassé de toute contention se dévie en valgus ou varus par un mouvement de bascule au niveau du cal encore malléable. Une déformation du coude peut être la conséquence d'une immobilisation trop courte, mais est toujours évitable si l'enfant garde son plâtre pendant trois semaines environ.

Le traitement secondaire de la fracture sans déplacement n'offre à considérer aucune particularité intéressante, sinon qu'il est très simple le plus généralement. Les mouvements reviennent vite et les moyens utilisables pour en faciliter le retour seront étudiés au chapitre suivant.

Fractures avec déplacement.

Fractures sus-condyliennes. — La sus-condylienne par extension est la fracture classique, la seule qu'on ait l'occasion de rencontrer et par suite la seule intéressante. Quelques mots seront consacrés au traitement d'une variété déjà signalée et qui résulte du transport secondaire en avant de la diaphyse du fragment inférieur d'abord luxé en arrière. L'aspect est celui d'un type par flexion, mais une confusion ne doit pas être faite entre cette variété qui est une transformation du type classique sous l'effet des manœuvres de réduction et la vraie fracture par flexion de Kocher, que caractérisent le déplacement antérieur du fragment et l'obliquité inverse du trait de fracture. Cette dernière est absolument exceptionnelle.

Le traitement comporte deux étapes : la réduction et l'immobilisation.

1° *La réduction.* — *Faut-il réduire d'emblée ?* La question ne se pose pas dans les cas où l'enfant vient au deuxième ou troisième jour après son traumatisme. Le gonflement est au maximum et le mieux est de réduire et d'immobiliser de suite. Si la fracture est très récente et date à peine de quelques heures, il est préférable d'attendre deux ou trois jours. Le gonflement, d'abord intense, tend à diminuer, on peut alors mettre un appareil définitif sans craindre qu'il n'exerce sur le membre des pressions trop fortes. Il faut pendant ce délai mettre l'avant-bras provisoirement dans une gouttière.

Anesthésie. Les tentatives de réduction doivent être faites évidemment sous anesthésie générale. Ce serait imposer inutilement de vives douleurs à l'enfant et s'exposer presque à coup sûr à des réductions très imparfaites que de ne pas tenir compte de ce précepte qui s'applique non seulement à la sus-condylienne, mais encore à toutes les autres variétés. Le chlorure d'éthyle donne une résolution musculaire suffisante dans les cas très simples. Très généralement il faut recourir d'abord au chlorure d'éthyle, puis au billroth ou à l'éther, seul moyen d'obtenir une anesthésie d'assez longue durée.

La connaissance de l'anatomie pathologique montre quel doit être le but cherché. Il faut abaisser d'abord, puis porter en avant et maintenir dans le prolongement exact de la diaphyse le fragment inférieur qui s'est luxé en arrière et a remonté sur la face postérieure de l'humérus. Ce but est atteint par des manœuvres qui peuvent ne pas être exactement les mêmes dans tous les cas, étant donné les variétés anatomiques de chaque fracture, mais qui se réduisent en fin de compte à deux, d'abord *des tractions faites suivant l'axe de l'avant-bras* qui abaissent le fragment, puis *un mouvement de flexion forcée* qui le transporte en avant.

L'opérateur a besoin d'un aide auquel appartient le rôle important de faire de la contre-extension en temps voulu. Cet aide se place en dehors du membre malade qu'il saisit à pleine main à la partie moyenne de l'humérus maintenu solidement.

Les tractions faites sur l'avant-bras et suivant son axe ont pour résultat d'abaisser le fragment diaphyso-épiphysaire. Cet abaissement est précédé quelquefois d'une crépitation caractéristique due au désengrénement. On voit alors s'effacer la déformation classique de la luxation postérieure, et en repérant le fragment, on constate qu'il s'est porté au niveau du bec diaphysaire.

Même lorsqu'elles réalisent au maximum cet abaissement, les tractions seules ne suffisent pas à amener la réduction. On constate en effet que pour réduire, c'est-à-dire pour porter le fragment épiphysaire dans le prolongement de la diaphyse, il faut fléchir l'avant-bras et souvent le porter en hyperflexion. En maintenant les tractions faites suivant l'axe, l'opérateur fléchit donc l'avant-bras. On le fait généralement de façon simple en plaçant une main au niveau du coude et l'autre main au poignet de l'enfant. Pour agir de façon plus efficace sur le fragment et le porter plus sûrement en avant, il vaut mieux quelquefois procéder de façon différente. Le premier aide faisant encore la contre-extension nécessaire, un second aide a pour mission de tirer sur l'avant-bras et de le fléchir. Pendant cette manœuvre l'opérateur, se plaçant en arrière, prend le coude à pleine main et, les pouces appuyés sur la face postérieure du fragment, il agit sur ce dernier d'arrière en avant, facilitant ainsi son déplacement antéro-postérieur.

Un danger qui doit être évité au cours de ces manœuvres est le fait d'un excès de réduction. Il n'est pas exceptionnel, en faisant de la flexion forcée de l'avant-bras combinée à une action directe sur le fragment, de dépasser le but et de constater secondairement qu'on a fait plus que réduire et qu'on a transformé le déplacement postérieur primitif en un déplacement antérieur au moins aussi préjudiciable au retour des mouvements. Le cliché qu'on obtient en radiographiant une pareille fracture a toutes les apparences du type par flexion, décrit par Kocher, sauf toutefois l'obliquité du trait de fracture qui est différente. Ce danger est très réel et l'examen de quelques radiographies de fractures du coude ayant subi déjà des manœuvres de réduction nous a montré qu'il fallait toujours penser à cette complication.

Il nous est arrivé de réaliser ce déplacement secondaire en avant en cherchant à réduire par flexion forcée. Dans un cas où la réduction était tout particulièrement difficile, nous avons fait deux radiographies. L'une en flexion modérée du coude nous a montré qu'il existait encore un déplacement postérieur que nous n'avions pas réduit. L'autre en hyperflexion nous a fait voir par contre que nous avions dépassé le but et créé un déplacement antérieur. Nous avions cliniquement, dans ce dernier cas, la conviction que nous avions réduit, et seule la radiographie nous a fait éviter une grosse erreur de traitement.

Pour être le fait principal, le déplacement postérieur n'est pas seul en cause. L'étude anatomique de la fracture montre qu'il s'associe presque toujours *un déplacement latéral externe ou interne*, favorisant, s'il n'est pas corrigé, les consolidations en cubitus valgus ou varus. Cette déviation de l'avant-bras au foyer de la fracture n'est pas forcément préjudiciable au fonctionnement du coude, mais elle engendre une déformation très disgracieuse en crosse de fusil.

La correction simultanée de ces deux déplacements qui coexistent généralement est une difficulté du traitement. Dans la flexion complète, attitude qui convient le mieux à la réduction antéro-postérieure, le déplacement latéral,

même très accentué, a toutes chances de passer inaperçu.
En réduisant d'emblée dans cette attitude on le laisse persister presque à coup sûr et la consolidation défectueuse
qui en résulte n'est constatée que tardivement, lorsqu'il
est trop tard pour la corriger, c'est-à-dire lorsque le
membre sorti du plâtre reprend ses mouvements. Quelquefois même c'est en fléchissant l'avant-bras qu'on crée
ou qu'on exagère un déplacement latéral qui était insigni-
fiant.

L'attitude de l'avant-bras en extension complète est
évidemment celle qui permet le mieux la correction des
déplacements latéraux. Il suffit en effet d'agir sur le fragment en sens inverse de son déplacement pour le mettre
exactement dans l'axe huméral, et ceci est très facile dans
la généralité des cas ; mais comme il faut ultérieurement
fléchir l'avant-bras pour réduire le déplacement postérieur,
il importe de le faire dans des conditions très satisfaisantes.

La conduite à adopter est la suivante. Il faut, en plaçant d'abord l'avant-bras en extension, corriger les déplacements latéraux, ou vérifier qu'il n'en existe pas ; puis
s'occuper du déplacement postérieur comme il a été dit
précédemment, mais en ayant soin de maintenir le fragment très exactement dans l'axe huméral, de fléchir l'avant-
bras dans le plan médian et d'éviter ainsi tout mouvement
de bascule qui permettrait une consolidation en cubitus
valgus ou varus.

Il importe, d'ailleurs, en raison des difficultés nombreuses
auxquelles donnent lieu ces tentatives de réduction, de ne
rien livrer au hasard et de toujours vérifier la coaptation
obtenue dans la mesure où l'exploration clinique le permet. On répétera donc les manœuvres de réduction aussi
souvent qu'il paraîtra nécessaire de le faire, en ayant soin,
à chaque étape, de s'assurer si le fragment obéit aux mouvements qu'on veut lui imprimer. S'il persiste le moindre

doute, un contrôle rigoureux, que permet la radiographie sous un plâtre provisoire, s'impose nécessairement et le chirurgien, avant de faire une immobilisation définitive, ne doit jamais oublier d'y recourir. A cette condition seulement, il peut se considérer à l'abri des réductions défectueuses.

2º *L'immobilisation*. — La réduction obtenue, il importe de maintenir exactement les fragments dans la situation qu'on leur a donnée. C'est là que réside la principale difficulté du traitement. Souvent, quoi qu'on fasse et quelle que soit la perfection de l'appareil immobilisateur, lorsqu'il s'agit d'une sus-condylienne très oblique, il faut lutter contre une tendance invincible des fragments à se reluxer au moins partiellement. Un déplacement secondaire est souvent inévitable mais il se réduit à peu de chose si l'immobilisation est bonne. Un léger bec diaphysaire saillant en avant, constaté à la sortie du plâtre, est quelquefois compatible avec un fonctionnement articulaire satisfaisant. Par contre la guérison est toujours très compromise si le déplacement secondaire est accentué, chose qui ne manque pas de se produire lorsque l'appareil est défectueux.

C'est au plâtre qu'il faut donner la préférence. Tout autre appareil d'immobilisation est forcément mauvais et ne répond nullement au but poursuivi. L'emploi d'attelles fixées autour du membre par des bandes de toile est un moyen de contention absolument insuffisant et doit être rejeté, même dans les cas de fractures qui paraissent se prêter le moins à un déplacement secondaire.

Une gouttière plâtrée est un excellent appareil d'immobilisation. Il faut qu'elle soit convenablement appliquée et qu'elle prenne de solides points d'appui sur l'avant-bras et l'humérus. Cela n'est possible que si le plâtre embrasse les deux tiers postérieurs de la circonférence du membre. Il faut également que l'appareil maintienne solidement le poignet en laissant à l'enfant la liberté des doigts et remonte jusqu'au moignon de l'épaule. Il y a d'ailleurs avantage à renforcer la gouttière plâtrée postérieure par l'application de quelques tours de bandes plâtrées. Aucun inconvénient ne résulte de l'occlusion complète du membre, pourvu toutefois que les bandes n'exercent pas une compression trop forte. Si l'avant-bras doit être mis en flexion il faut évidemment, pour éviter une compression qui ne manquerait pas de se faire au niveau du pli du coude, échancrer largement l'appareil à la face antérieure de l'articulation. L'appareil sera au contact même de la peau sans interposition d'ouate, sauf en cas de plaie.

L'attitude qu'il convient de donner à l'avant-bras dans les cas de fractures sus-condyliennes a fait l'objet de très nombreuses discussions qu'on trouvera très longuement exposées dans la thèse de Guédeney.

Trois méthodes ont été préconisées. Les anciens chirurgiens avaient recours volontiers à *l'immobilisation en demi-flexion, l'avant-bras placé à angle droit sur le bras.* La crainte de voir s'ankyloser l'articulation et la lenteur avec laquelle les mouvements reviennent d'habitude leur paraissaient plaider en faveur de cette méthode. Maintenant encore, beaucoup de chirurgiens, guidés par les mêmes préoccupations, immobilisent systématiquement en demi-flexion.

L'immobilisation en extension complète de l'avant-bras est la méthode préconisée par Laroyenne et défendue par Berthomier dans sa thèse (1875), et au congrès de chirurgie (1888). Les arguments invoqués en sa faveur sont de deux ordres. Tout d'abord il est plus facile, en plaçant l'avant-bras en extension, de vérifier la réduction obtenue. Nous avons dit précédemment, fait qui plaide en faveur de la méthode de Laroyenne, qu'on pouvait mieux, dans l'extension complète de l'avant-bras, corriger les déplace-

ments latéraux dont la persistanee explique les consolidations en cubitus valgus ou varus. On doit remarquer
cependant que les déplacements antéro-postérieurs sont,
dans la même attitude, autrement difficiles à combattre. Un
second argument est invoqué par Berthomier. Cet auteur
pense qu'en fléchissant l'avant-bras on a plutôt les apparences d'une réduction et pas une reposition exacte, car,
dit-il, la flexion qu'on produit se fait souvent, non pas
dans l'articulation mais au foyer même de la fracture.
En d'autres termes, alors qu'on croit réduire, on produit
quelquefois une bascule du fragment inférieur contre la
face postérieure de l'humérus. Cet argument n'a certainement pas la valeur qui lui a été donnée. Si l'on a soin
d'associer au mouvement de flexion de l'avant-bras des
pressions directes d'arrière en avant sur le fragment diaphyso-épiphysaire, on arrivera toujours à transporter ce fragment dans le prolongement de l'axe huméral.

Une troisième méthode a été préconisée par Vincent, qui
l'a défendue dans la thèse de Guédeney. *C'est une méthode
mixte, combinaison des deux précédentes, qui comprend
l'immobilisation en deux temps,* d'abord en *extension, puis
en flexion.*

Toutes ces discussions ont aujourd'hui perdu une grande
partie de leur intérêt. Les ankyloses ne sont pas à craindre
si l'on a soin de faire des réductions très exactes, contrôlées par la radiographie. D'autre part, l'examen de nombreux clichés a montré de façon très évidente qu'on ne
pouvait pas se fier complètement à l'une ou l'autre de ces
méthodes ; aucune d'elles ne permet sûrement la réduction.
Le choix du chirurgien doit être guidé par d'autres considérations. Dans l'attitude à donner au membre, il ne faut
envisager qu'une seule chose : à savoir le maintien des
fragments. Il faut immobiliser dans l'attitude qui a permis
le mieux la réduction. Si l'extension complète paraît assurer la réduction de façon plus efficace, il faut immobiliser

dans cette attitude. L'expérience a d'ailleurs montré que les cas de ce genre sont l'exception. On réduit mieux la sus-condylienne en fléchissant l'avant-bras et souvent, comme nous l'avons déjà dit, il faut porter l'avant-bras en flexion forcée pour voir les fragments reprendre leurs contacts. *C'est donc à la flexion, et généralement à la flexion forcée, qu'on donnera la préférence dans un très grand nombre de cas*, sans craindre, s'il paraît utile de le faire, de mettre la face antérieure de l'avant-bras au contact de la face antérieure du bras. C'est ainsi que nous avons traité la majorité de nos fractures sus-condyliennes. Soumettant nos réductions au contrôle d'une radiographie sous plâtre, nous avons constaté qu'on obtenait de la sorte de bonnes coaptations, et qu'on luttait de façon efficace contre la luxation récidivante du fragment inférieur. Nous rappelons, toutefois, qu'en plaçant l'avant-bras dans la flexion forcée, on risque de transporter le fragment épiphysaire en avant de la diaphyse.

Dans un article récent (*Presse médicale*, 22 janvier 1908), le Dr M. Vivier préconise le même traitement : *Réduction en hyperflexion ; immobilisation avec des bandes de tarlatane plâtrées renforcées d'une gouttière plâtrée postérieure, l'avant-bras touchant la face antérieure du bras ; compression avec des carrés d'ouate sur l'extrémité diaphysaire en utilisant une échancrure brachiale du plâtre*. Mais, nous le répétons, il ne saurait y avoir à ce sujet de règle précise, car la seule attitude qui convient à un cas donné est celle qui a permis le mieux la réduction.

La durée de l'immobilisation doit être longue. La fracture de l'enfant commence à se consolider de bonne heure, mais le cal ne cesse d'être malléable qu'à partir du quinzième ou vingtième jour. C'est donc pendant trois semaines ou plus qu'on doit immobiliser. Si l'on a bien réduit, il n'y a d'ailleurs aucun inconvénient à immobiliser pendant plus longtemps. L'enraidissement du coude n'est pas à redouter, seule la crainte d'une atrophie musculaire trop accentuée oblige à ne pas immobiliser plus d'un mois.

Il arrivera quelquefois, si le premier appareil plâtré est appliqué de très bonne heure qu'il prenne de la laxité à mesure que le gonflement s'atténue. La contention des fragments n'est plus aussi exacte. On peut être amené pour cette raison à faire un second plâtre. Ceci se produit généralement au huitième jour. Sans être solide, le cal est déjà en bonne voie de formation et suffit à assurer le contact des fragments si aucun traumatisme ne vient les désunir. Il faut remplacer l'appareil plâtré aussi simplement que possible, en évitant avec soin tout mouvement provoqué qui romprait les adhérences en voie de formation. Le second plâtre doit être fait dans la même attitude que précédemment à moins qu'on n'ait constaté la présence d'un déplacement secondaire, auquel cas il faudrait évidemment recourir à de nouvelles manœuvres de réduction. Le mieux consiste à procéder ainsi : 1° radiographie ; 2° plâtre en position que l'on juge la meilleure pour la réduction ; 3° huit jours après, nouvelle radiographie et nouveau plâtre conforme aux indications obtenues.

3° *Soins consécutifs*. — Pendant la période d'immobilisation, l'attention du chirurgien doit être dirigée vers la possibilité d'accidents de compression, toujours évités si l'appareil est appliqué de façon satisfaisante. A partir du moment où le plâtre est enlevé, c'est-à-dire à partir de la troisième ou quatrième semaine, suivant les cas, c'est à faciliter le retour des mouvements articulaires que doivent tendre les efforts. L'enfant souffre encore à l'occasion des mouvements provoqués ; les mouvements qu'il exécute lui-même sont généralement de très faible amplitude. Il faut alors se défier tout particulièrement d'une tendance qu'on peut avoir à mobiliser activement l'articulation malade. On n'a rien à gagner à cette mobilisation, et quelquefois on a tout à perdre. Il n'est pas rare de voir le coude s'enraidir, progressivement à mesure qu'on essaie de le mobiliser. Le zèle intempestif du chirurgien peut conduire quelquefois à des résultats désastreux. Toute mobilisation active, même confiée à des mains prudentes, fait courir trop de risques et doit être condamnée. Il vaudrait mieux en pareil cas abandonner l'enfant à lui-même ; il récupérerait plus vite les mouvements qu'on cherche inutilement à provoquer. Le massage doit être rejeté pour les mêmes raisons. Dans la majorité des cas il serait ou très nuisible ou inutile, car l'atrophie musculaire est habituellement peu marquée et ne nécessite pas un traitement. C'est l'enfant lui-même qui doit faire sa mobilisation qu'il a soin de graduer instinctivement en ne dépassant pas les limites où elle provoque de la douleur. On demandera donc à l'enfant, s'il est docile, de faire lui-même des mouvements de flexion et d'extension de l'avant-bras. Pour le diriger dans ce traitement, qu'il a peu de tendance à faire spontanément, on l'obligera dans la journée à porter des poids. Les mouvements reviennent lentement, mais sûrement, lorsque la réduction est bonne, et lorsqu'aucun obstacle osseux ne limite le fonctionnement articulaire. Ce qui le prouve c'est qu'on retrouve trois ou quatre mois après la fracture de petits malades ayant un fonctionnement articulaire presque parfait alors que le coude était très enraidi à la sortie du plâtre.

A mesure que la date de la fracture est plus ancienne, l'enfant supporte mieux qu'on le mobilise. Il arrive souvent que la flexion soit lente à revenir ; quelquefois elle est encore limitée alors que l'extension est complète depuis un ou deux mois. C'est en effet le mouvement de flexion que l'enfant récupère le moins facilement. Au contraire, tous les mouvements usuels le conduisent à gagner une extension de plus en plus complète. On peut alors, au troisième ou quatrième mois, recourir utilement à l'emploi des tractions élastiques, en mettant l'avant-bras en écharpe dans une bande de caoutchouc qui passe autour du cou. A quelque période que ce soit, il faut éviter surtout cette pratique déplorable qui consiste à prendre le poignet de l'enfant à pleine main et à provoquer journellement et de façon brutale des mouvements de flexion forcée.

Fractures du condyle externe. — Certaines variétés, que caractérise un déplacement postérieur et externe du fragment seul, sont évidemment susceptibles de donner de bons résultats fonctionnels par l'immobilisation simple sans réduction. Le fragment condylien, surtout lorsqu'il est complètement extra-articulaire, n'est pas un obstacle au jeu de l'articulation.

Rien ne s'oppose au retour complet des mouvements, mais la consolidation n'en est pas moins défectueuse, car très généralement l'extrémité supérieure du radius n'ayant plus de points d'appui subit un mouvement d'ascension et vient prendre la place qu'occupait précédemment le condyle. L'avant-bras se dévie donc plus ou moins en cubitus valgus.

Dans beaucoup de cas, l'absence de réduction a des conséquences bien plus graves. Elle est souvent incompatible avec le retour des mouvements. Il en est ainsi lorsque persiste un déplacement antérieur du condyle, car le fragment se consolide en position vicieuse et s'interpose entre l'humérus et la tête radiale, gênant considérablement les mouvements de flexion. Une impotence fonctionnelle presque complète peut en résulter, l'avant-bras n'atteignant pas ou ne dépassant pas sensiblement l'angle droit. Toutes les tentatives de mobilisation échouent évidemment en présence d'un obstacle osseux qui limite les mouvements.

On comprend que le fonctionnement du coude soit également entravé, dans toutes les autres variétés de fracture du condyle externe, si le fragment resté au contact de l'interligne articulaire, et se place dans la zone des mouvements. L'impotence fonctionnelle, variable dans ces cas, dépend de l'obstacle plus ou moins considérable que crée le déplacement.

Une réduction exacte est généralement difficile à obtenir, car le fragment condylien est petit; il est caché souvent en grande partie par l'œdème des régions voisines ; il est donc mal repéré et n'obéit pas aux pressions directes faites à sa surface. On peut agir sur lui par l'intermédiaire des ligaments en exerçant des tractions sur l'avant-bras. Mais tandis qu'on peut réduire très bien une fracture suscondylienne en tirant sur l'avant-bras et en fléchissant le coude, lorsqu'il s'agit d'une fracture du condyle externe, en employant les mêmes moyens, on échoue plus généralement, car le fragment obéit mal à l'action ligamentaire.

Il faut combiner ces deux manœuvres, c'est-à-dire associer les tractions faites sur l'avant-bras destinées à réduire la luxation du coude aux pressions directes par lesquelles est assurée la reposition du fragment. On procédera donc de la façon suivante : un aide tirant sur l'avant-bras pour réduire la luxation, on prendra à pleine main le coude de l'enfant ; on pressera sur le fragment en sens inverse de son déplacement de façon à lui faire reprendre sa place première. Lorsque l'œdème est peu considérable et lorsqu'on sent bien le condyle, la manœuvre est simple, mais lorsque l'infiltration sanguine est étendue et lorsqu'on ne peut que très difficilement repérer le fragment, elle peut être très laborieuse. On en est réduit à procéder un peu au hasard. Dans ces cas, surtout, il ne faut pas oublier qu'il est indispensable de contrôler, par une radiographie sous plâtre, la réduction obtenue.

Comme pour la sus-condylienne, il est un danger qu'il faut savoir éviter. Il peut arriver qu'en cherchant à réduire le fragment condylien luxé en arrière, on fasse plus que réduire et qu'on transporte ce fragment à la partie antérieure du coude, en avant de l'interligne articulaire. Pour peu que le déplacement secondaire qui résulte d'un excès de réduction soit accentué, le résultat fonctionnel peut être gravement compromis. Il importe de ne pas laisser le condyle se consolider dans cette position.

Dans quelques cas plutôt rares, ce déplacement antérieur est primitif. Il est toujours difficile à corriger, car le fragment condylien, placé sous les muscles de la région antérieure du coude échappe à toute exploration, surtout si l'avant-bras est fléchi. Pour réduire, il est utile de placer l'avant-bras dans l'extension complète, seule attitude qui permet de refouler le fragment en arrière pendant qu'un aide fait des tractions suivant l'axe du membre.

En ce qui concerne l'immobilisation, on pourrait répéter ce qui a été dit précédemment pour la sus-condylienne. Il n'y a pas d'attitude qui permette sûrement le maintien de la réduction. Le chirurgien a le choix, et c'est en présence d'un cas particulier qu'il doit donner la préférence à telle ou telle attitude qui lui paraît réaliser le mieux la contention de la fracture.

L'extension complète de l'avant-bras convient à quelques cas, notamment lorsque le condyle tend à remonter sur le bord externe de l'humérus. C'est quelquefois en immobilisant en extension qu'on arrive le mieux à abaisser le fragment et à le maintenir au niveau de l'interligne. Il ne faut pas hésiter à mettre un plâtre dans cette attitude, car le danger d'une ankylose n'est pas à craindre si la réduction est bonne. L'immobilisation en extension complète a d'ailleurs cet avantage qu'elle permet de vérifier plus facilement la bonne coaptation des fragments. Elle permet aussi d'éviter sûrement les consolidations en cubitus valgus ou varus.

C'est généralement à la flexion au voisinage de l'angle droit qu'on donne la préférence, car le plus souvent, le condyle est placé en arrière et en dehors et c'est en fléchissant le coude qu'on s'oppose le mieux à la reproduction de ce déplacement. La simple flexion du coude a pour effet de transporter en avant le fragment condylien ; mais il est évident qu'on devra tout particulièrement craindre de produire un déplacement secondaire en avant de la diaphyse humérale. Cela se produit quelquefois si l'on essaie de porter l'avant-bras en flexion forcée, car il peut arriver que dans ce mouvement le fragment s'échappe en avant.

Fractures de l'épitrochlée. — Il faut, au point de vue de leur traitement, distinguer deux variétés de fractures.

Les unes sont de simples décollements du noyau épitrochléen, non compliqués de luxation du coude. Elles sont justifiables d'un traitement de quinze à vingt jours. On peut se contenter, dans quelques cas, de l'application d'une écharpe ; mais il vaut mieux avoirs recours le plus généralement à un appareil plâtré, moyen de contention bien plus efficace. Cette immobilisation doit être faite de façon très précoce. Il est inutile de chercher à remettre en place le fragment épitrochléen, toujours difficilement accessible, mais qui, peu déplacé, se soude rapidement à l'extrémité humérale. Il peut arriver cependant qu'il reste mobile sous les téguments, ceci sans aucun dommage pour le fonctionnement articulaire.

Les fractures compliquées de luxation du coude ont un bien plus grave pronostic et nécessitent un autre traitement. Aussi guérissent-elles souvent au prix d'une impotence fonctionnelle plus ou moins grande. Ici le déplacement des surfaces articulaires est évidemment le fait principal, et c'est à réduire la luxation que doivent tendre d'abord les efforts du chirurgien. Le noyau épitrochléen ne joue un rôle dans le pronostic qu'autant que sa situation, primitivement ou secondairement intra-articulaire, est un obstacle au retour des mouvements.

Aucune manœuvre spéciale de réduction n'est applicable au traitement des luxations du coude compliquées d'arrachement du noyau épitrochléen. Ce sont les moyens précédemment décrits, un peu différents suivant le type de la luxation. On réduit souvent avec une extrême facilité, ce qui ne veut pas dire qu'on ait toujours un résultat fonctionnel parfait. Deux complications sont à redouter. Tout d'abord la luxation réduite peut se reproduire, si l'on n'a pas soin d'appliquer l'appareil plâtré en maintenant les surfaces articulaires exactement en contact. Cette complication n'est d'ailleurs pas spéciale à la fracture de l'épitrochlée et les précautions prises au moment de l'immobilisation permettront seules de l'éviter. Une limitation, quelquefois très grave, des mouvements articulaires, peut être, en second lieu, le fait d'une consolidation du fragment épitrochléen au voisinage de l'interligne articulaire. Comme il est impossible d'agir de façon efficace sur le tout petit noyau épitrochléen, on ne peut pas, ainsi que dans les autres variétés de fractures, assurer sa remise en place par des manœuvres directes. Mais on pourra toujours prévenir les résultats désastreux d'une mauvaise consolidation en s'assurant, après réduction, qu'il est possible d'obtenir jusqu'à leurs limites extrêmes les mouvements de flexion et d'extension de l'avant-bras malade. Une radiographie bien faite et bien interprétée peut également mettre en garde contre ce danger. Il est indiqué d'enlever opératoirement le fragment s'il constitue un obstacle.

La durée de l'immobilisation est la même que dans tous les traumatismes graves du coude. Elle peut être prolongée pendant un temps relativement long, sans aucun inconvénient si la réduction a été bonne ; le traitement ultérieur n'en sera que plus simple, l'enfant, n'éprouvant aucune douleur à la levée de l'appareil plâtré, mobilisera lui-même plus activement son coude malade.

Fractures du condyle interne. — La rareté de cette variété et ses analogies avec la fracture du condyle externe nous permettront d'être brefs.

On rencontre les mêmes difficultés de traitement, plus accentuées généralement, car le gonflement articulaire est toujours plus considérable. On doit réduire en combinant les tractions faites sur l'avant-bras aux pressions directes sur le fragment. La nécessité d'une réduction très exacte se fait sentir impérieusement, car la région trochléenne est la poulie articulaire au niveau de laquelle s'exécutent les mouvements de flexion et d'extension. La persistance d'un déplacement, même minime, surtout d'un déplacement antérieur, peut suffire à créer une limitation grave des mouvements. Le contrôle de la radiographie sera donc indispensable lorsqu'on gardera un doute sur l'efficacité de la réduction.

Fractures de l'extrémité supérieure du radius. — En présence de la bénignité apparente de la fracture du col radial, on peut être tenté de la traiter par le massage et la mobilisation précoces. Cette conduite doit être rejetée. On court le risque de créer des déplacements secondaires et on s'expose à des consolidations vicieuses, compliquées d'ossifications exubérantes.

Il faut apporter de grands soins à la réduction, toujours difficile en raison du petit volume du fragment. Il faut exercer des tractions sur l'avant-bras en extension et, par des pressions directes sur le fragment, chercher à le transporter dans le prolongement de la tige radiale. On y parvient généralement dans les cas de déplacement externe, mais on peut avoir de grosses difficultés à combattre un déplacement antérieur. C'est d'ailleurs le seul qui soit très préjudiciable aux fonctions articulaires. Il y a un intérêt majeur à ne pas le laisser persister, car il entraîne parfois une limitation grave des mouvements de flexion et de supination. En cas de non-réduction après plusieurs tentatives, nous estimons qu'il est indiqué de recourir à une intervention sanglante immédiate.

Nous avons immobilisé nos fractures du col radial en extension complète ou bien en flexion moyenne au voisinage de l'angle droit. L'attitude en extension nous a paru réaliser le mieux la contention du fragment et c'est elle que nous conseillons dans la généralité des cas.

2° TRAITEMENT SANGLANT DANS LES FRACTURES DU COUDE

Le traitement non sanglant serait évidemment le procédé de choix applicable à tous les cas, s'il était possible d'obtenir toujours des réductions satisfaisantes. Mais il existe un certain nombre de fractures qui, pour des causes anatomiques diverses, ne peuvent pas être réduites ou le sont de façon très imparfaite. Quelques-unes d'entre elles guérissent parfois dans d'excellentes conditions. Il en est ainsi lorsque la persistance du déplacement ne crée pas un obstacle aux mouvements articulaires. Par contre, toutes les fois où le jeu de l'articulation est limité par l'interposition d'un fragment, le résultat fonctionnel peut être plus ou moins compromis et demeure généralement sans amélioration sensible.

En fait, les malades qu'on revoit plusieurs années après leur accident et qu'on trouve avec un coude enraidi ou ankylosé doivent leur très mauvais résultat à la non réduction de leur fracture. Revoyant les observations que Muller a réunies dans sa thèse, nous avons pu nous convaincre qu'elles concernaient toutes des fractures non réduites. La persistance d'un déplacement est notée, non seulement dans les cas où les mouvements étaient limités, mais aussi dans les cas où existait une complication nerveuse. Nous remarquons d'ailleurs, que sur les 64 observations de cette thèse, 5 concernent des fractures traitées d'emblée et en apparence fort correctement, ce qui n'a pas empêché le résultat d'être mauvais. Pour toutes les autres, on peut évidemment prétexter que l'enfant est venu se montrer tardivement au chirurgien, après avoir été traité par un rebouteur. Nous avons pu nous convaincre cependant que rien ne prouvait qu'il y ait eu dans la généralité des cas des manœuvres brutales de réduction ou de mobilisation forcée. Nous avons fait également les mêmes constatations sur les malades qu'il nous a été donné de revoir.

En somme, ne pas réduire une fracture, c'est courir la chance d'un résultat fonctionnel imparfait et quelquefois désastreux.

Quelle conduite faut-il donc adopter en présence d'une fracture qu'on ne peut pas réduire ou maintenir réduite ? Une seule est rationnelle. Le chirurgien n'est pas autorisé à courir les risques d'une consolidation vicieuse. Si l'on est convaincu qu'une gêne appréciable résulte de la persistance d'un déplacement, il faut coûte que coûte rechercher la réduction, dût-on pour cela s'adresser à l'intervention sanglante.

En pratique, les faits de ce genre ne sont pas exceptionnels. Nous rappellerons que certaines fractures sont primitivement irréductibles du fait d'un engrènement, d'une bascule ou d'une interposition des fragments.

D'autres fractures, quoi qu'on fasse, ne peuvent être maintenues réduites. Les unes et les autres sont justifiables d'une intervention sanglante primitive.

Sur cette question encore nouvelle du traitement chirurgical précoce des fractures du coude, tous les chirurgiens sont loin d'être d'accord.

La majorité d'entre eux condamnent de parti pris toute tentative opératoire.

Mouchet est franchement hostile au traitement sanglant. Signalant dans sa thèse les tentatives chirurgicales, il s'exprime de la façon suivante : « De pareils cas sont l'exception, et cela est heureux, car l'opération n'est pas sans offrir quelques difficultés, au moins chez l'enfant, et le résultat risque fort de n'être pas plus satisfaisant qu'avec le simple appareil plâtré. »

Muller fait aux interventions sanglantes primitives les objections suivantes : « Nous croyons que ces interventions immédiates doivent être rejetées. Avec Mouchet nous leur reprochons d'être dangereuses, difficiles et de résultats aléatoires.

« Difficiles, à cause du gonflement des tissus et de l'infiltration des parties molles.

« Dangereuses, car le terrain est éminemment apte à l'infection.

« De résultat incertain enfin et non franchement meilleur que celui qu'on obtient par la réduction non sanglante. »

Kocher, Samuel Lloyd, Lambotte ont été les grands promoteurs du traitement opératoire des fractures du coude primitivement irréductibles.

J. Guyot (*Bulletin de la Société anat.*, avril 1907) a publié l'observation d'une fracture du condyle externe traitée par la réduction sanglante et l'enchevillement du fragment. Enfin, tout récemment, Hagenbach-Burckardt vient de plaider la cause des interventions sanglantes primitives, en publiant dans la *Revue d'orthopédie* de mars 1908 deux cas ainsi traités avec plein succès.

Nous avons eu l'occasion de traiter un certain nombre de fractures primitivement irréductibles, auxquelles nous avons appliqué la méthode sanglante. L'un de nous a présenté à la Société de chirurgie de Lyon, en 1905, un cas de fracture du condyle interne traitée par l'ablation du fragment condylien irréductible par suite d'une rotation complète sur lui-même. L'enfant était guéri avec restitution presque parfaite des fonctions articulaires [1]. Cette observation figure avec d'autres semblables dans un travail récemment publié (*Revue d'orthopédie*, mai 1908) [2].

Dans tous nos cas les résultats obtenus ont été excellents et bien supérieurs à ceux qu'aurait donnés une immobilisation sans réduction.

Nous n'avons pas eu recours à la reposition avec fixation des fragments. Ce procédé, utilisé par Lambotte, par Tuffier, par Kocher, etc... nécessite une instrumentation spéciale et nous paraît difficilement applicable à l'enfant à cause du petit volume des fragments, à cause du voisinage immédiat de l'articulation, et surtout à cause des manœuvres compliquées que nécessite la mise en place d'un corps étranger (vis ou clou métallique). Un autre inconvénient résulte des procédés de fixation. Lorsqu'il s'agit de corps étrangers métalliques, tôt ou tard se pose l'indication de leur ablation, sans compter que souvent des accidents d'infection légers ou graves peuvent nécessiter leur ablation précoce. Enfin, il n'est pas prouvé que les corps étrangers métalliques, mis à demeure dans le but de réaliser la fixation des fragments, remplissent très exactement le rôle qui leur est assigné. *Pour toutes ces raisons nous pensons qu'on peut, dans la majorité des cas chez l'enfant, se dispenser de toute fixation et recourir à des interventions plus simples qui consistent dans la reposition pure et simple ou, à défaut, dans l'ablation du fragment.*

La reposition simple est évidemment le procédé de choix et c'est à elle qu'on doit recourir, lorsqu'elle ne nécessite pas des manœuvres compliquées. Lorsqu'elle n'est pas

1. VIGNARD. Société de chirurgie de Lyon, 30 novembre 1905.

2. VIGNARD et BARLATIER. De l'intervention sanglante dans les fractures récentes du coude de l'enfant. (*Revue d'orthopédie*, mai 1908.)

réalisable simplement, c'est à l'ablation du fragment qu'il faut donner la préférence.

Cette ablation peut avoir pour conséquence de compromettre plus ou moins le résultat esthétique. Il peut, comme nous l'avons observé dans un cas de fracture du condyle interne, en résulter une déviation de l'avant-bras en cubitus varus peu accentué et non préjudiciable au fonctionnement articulaire. La solidité du coude n'en est pas diminuée.

Les résultats que nous avons obtenus nous paraissent répondre suffisamment aux nombreuses objections faites à l'intervention sanglante primitive.

Le danger d'infection qu'on objecte souvent au traitement sanglant est certainement très réel et les conséquences sont des plus graves. Nous considérons, en effet, qu'en dehors d'une asepsie rigoureuse, on ne doit rien tenter de chirurgical, mais en se plaçant dans des conditions opératoires parfaites tout danger d'infection est sûrement évitable. A part une élévation thermique légère et ne durant pas au delà des deux premiers jours, dans tous nos cas les suites opératoires ont été apyrétiques.

Certains auteurs ont redouté de créer des troubles de développement analogues à ceux qu'Ollier a montrés à la suite de interventions faites chez l'enfant sur les extrémités épiphysaires du genou. En ce qui concerne la fracture du coude, ce danger a été certainement très exagéré et les constatations que nous avons faites nous font estimer qu'il n'y a pas à craindre un arrêt de développement. Nous n'en avons pas observé.

Une troisième objection est, à notre avis, bien plus importante. Toute manœuvre de reposition sanglante, a-t-on dit, a pour résultat de favoriser l'édification d'ostéomes volumineux, dus à l'irritation périostique. Ce danger est très réel et c'est en tenant compte des complications qu'il peut engendrer que nous avons été amenés à ne jamais intervenir pendant la période dite de *réparation de la fracture.*

Nous estimons qu'il est très important de choisir le moment opératoire.

En intervenant de bonne heure, dans les trois ou quatre premiers jours qui suivent la fracture, le chirurgien trouve sous son bistouri des tissus dilacérés, infiltrés par un épanchement sanguin, une capsule déchirée et les fragments en position anormale. Les lésions anatomiques sont ici telles que les a faites le traumatisme. Elles sont simples en ce sens qu'aucune ossification périostique n'est venue se surajouter.

S'il intervient tardivement, au dixième ou quinzième jour, l'opérateur se trouve dans des conditions différentes. Le périoste est en pleine activité, des lambeaux déchirés pendent autour de l'articulation et des traînées d'ossification se forment à leur niveau. Les ostéomes volumineux, qui plus tard compliquent la fracture non réduite, commencent à apparaître. Leur présence n'est pas toujours décelée par la radiographie, car les cals fibreux sont perméables aux rayons X. Ils n'en sont pas moins un gros obstacle opératoire. Intervenir à ce moment c'est créer une nouvelle cause d'irritation du périoste et favoriser sa tendance fâcheuse aux proliférations exubérantes.

Cette distinction ne nous paraît pas avoir été faite assez nettement dans les travaux antérieurs. Si de gros insuccès ont fait à l'intervention sanglante primitive ses adversaires irréductibles, c'est qu'on n'a pas tenu compte d'un fait que nous croyons acquis : à savoir qu'on a tout à craindre d'une opération pratiquée dans la période de consolidation.

A l'appui de ces idées, nous pouvons citer des faits résultant de notre expérience personnelle. Dans une thèse que nous avons inspirée (*De l'intervention sanglante primitive dans les fractures du coude de l'enfant. —* Lyon, 1907) le Dr Chazal rapporte onze observations de fractures, que nous avons traitées par l'intervention sanglante. Quatre concernent des fractures récentes datant au plus tard de huit jours et les résultats obtenus ont été très satisfaisants. Sept concernent des fractures traitées trois semaines après le traumatisme ou plus tardivement. Les résultats notés à longue échéance ont été les suivants :

3 résultats satisfaisants. Dans deux cas, il s'agissait de fractures de l'épitrochlée avec interposition du noyau épitrochléen, Le troisième cas était une fracture du condyle externe très déplacé en dehors et en avant et limitant la flexion au voisinage de l'angle droit.

1 résultat médiocre.

3 résultats mauvais.

Il nous resterait à parler d'une dernière objection, qui pour certains auteurs est la condamnation de toutes les tentatives chirurgicales. « *Le temps, disent-ils, fait généralement mieux que le chirurgien et avec moins de frais.* » Elle nous paraît consacrer une erreur et nous croyons l'avoir réfutée, en montrant précédemment le danger des réductions imparfaites.

3° LE TRAITEMENT DES FRACTURES VICIEUSEMENT CONSOLIDÉES ET DES COMPLICATIONS NERVEUSES [1]

A. *Fractures vicieusement consolidées*. — Il ne sera pas question des interventions faites dans le but de remédier aux consolidations vicieuses, n'entraînant pas de troubles fonctionnels graves. Pour corriger un cubitus varus accentué on a fait quelquefois une ostéotomie de la diaphyse, mais ces interventions sont exceptionnellement indiquées.

Il en est tout autrement lorsque la fracture donne un

1. Pour une étude plus complète, nous renvoyons aux nombreux mémoires publiés sur ce sujet et notamment à la thèse de Muller (Lyon, 1904), où le traitement des fractures vicieusement consolidées avec ou sans complications nerveuses est longuement étudié.

résultat fonctionnel franchement mauvais. Il ne faut pas compter sur l'efficacité du massage ou de la mobilisation qui ne rendent aucun service. Un obstacle limite les mouvements articulaires. Seul un traitement chirurgical dirigé contre cet obstacle permettra d'améliorer le résultat fonctionnel.

Une intervention simple peut suffire.

Lorsqu'il s'agit d'une fracture sus-condylienne consolidée avec persistance d'un déplacement postérieur, l'ablation du butoir diaphysaire rend quelquefois possible le retour des mouvements de flexion. L'opération est facile et n'expose à aucun risque opératoire, lorsqu'elle est réalisée dans des conditions parfaites d'asepsie. On aborde directement le bec de la diaphyse dans la région où il proémine, en allant prudemment pour respecter les vaisseaux et les nerfs du pli du coude. On dénude la saillie osseuse dont on réséque une partie juste suffisante pour rendre possible la flexion. Il faut faire le minimum et s'abstenir de creuser la paroi antérieure de l'os sous peine de compromettre la solidité de la diaphyse.

Dans la fracture de l'épitrochlée, il arrive parfois que la soudure du fragment au contact de l'interligne articulaire soit un obstacle au retour des mouvements. Il est également simple, après avoir repéré le fragment sur un cliché radiographique, d'aller le cueillir sur place et de l'enlever. C'est ainsi que nous avons procédé dans deux cas où nous avons obtenu des résultats fonctionnels très satisfaisants.

Dans la fracture du col radial, la consolidation antérieure de la tête radiale gêne parfois de façon notable la flexion et la supination. Il est alors indiqué de réséquer la tête radiale. Parmi les onze observations rapportées par Mouchet dans son article de la *Revue de chirurgie* de 1900, trois concernent des fractures non réduites, qui bénéficièrent de cette intervention. La résection de la tête radiale eut pour conséquence une déviation légère de l'avant-bras en valgus, ne gênant en rien les fonctions articulaires qui furent très améliorées. Nous n'avons pas eu l'occasion d'appliquer ce traitement. Nos fractures du col radial ont eu, après réduction, une évolution des plus simples. Les résultats fonctionnels ont été satisfaisants et n'ont pas indiqué d'intervention tardive.

Toutes ces opérations sont très facilement réalisables. On peut en obtenir d'excellents résultats. Mais leurs indications sont très limitées. Elles sont applicables aux fractures vicieusement consolidées, lorsque la gêne fonctionnelle résulte uniquement de la saillie anormale d'un fragment. Ces cas sont l'exception. Très généralement le déplacement se complique d'une ossification périostique exubérante qui s'ajoute à l'obstacle créé par la non réduction.

Si l'on voulait retirer un bénéfice appréciable de l'intervention, il faudrait ne pas se limiter à l'ablation du fragment, mais exciser les ostéomes exubérants qui entourent l'articulation, Ce serait évidemment aller trop loin pour un résultat qui resterait forcément très aléatoire.

Un autre fait nous paraît contre-indiquer, au moins dans un cas particulier, les interventions limitées à l'excision d'un fragment.

On rencontre parfois des fractures sus-condyliennes consolidées avec la persistance d'un déplacement postérieur total. Les extrémités de l'avant-bras sont luxées en arrière. Le fragment épiphysaire est soudé à la face postérieure de la diaphyse ; celle-ci, saillante au milieu du pli du coude, limite évidemment les mouvements de flexion.

Dans un cas semblable que nous avons eu à traiter, nous avons renoncé à la résection du butoir diaphysaire, pour les raisons suivantes. Il eût fallu réséquer toute la partie saillante de la diaphyse, en fait toute l'extrémité inférieure. En ne touchant pas au fragment on eût laissé persister la déformation de la luxation postérieure. Une fois l'opération faite, il serait resté, pour assurer la continuité de la tige humérale, un cal irrégulier soudant à la diaphyse ce fragment en position anormale. Nous avons pensé qu'on risquait ainsi de compromettre gravement la solidité du membre supérieur et nous avons préféré recourir à une résection complète.

Les résections larges sont susceptibles de donner d'excellents résultats. Celles-ci sont faites uniquement sur l'épiphyse humérale, car il faut conserver les extrémités supérieures des os de l'avant-bras.

Dans la fracture uni-condylienne, lorsque l'obstacle est formé par le fragment en position anormale entouré d'ossifications plus ou moins exubérantes, on peut recourir très utilement à une résection de la moitié de l'épiphyse. La guérison s'obtient au prix d'une déformation notable : saillie exagérée de l'autre condyle et déviation plus ou moins accentuée en cubitus valgus ou varus.

La résection totale est presque toujours l'opération de choix. Elle est la seule ressource dans les cas d'ankylose complète avec disparition des surfaces de glissement articulaire. Sa technique est parfaitement connue, mais il est utile d'insister sur la nécessité de faire *des résections larges*, seule conduite qui permette d'obtenir sûrement de bons résultats. Ceux-ci dépendent d'ailleurs, au moins pour une grosse part, des soins post-opératoires donnés à l'enfant.

Le choix du moment opératoire est une question de la plus haute importance. Il faut établir en principe qu'on ne doit jamais intervenir de bonne heure. En réséquant un cal en voie de formation, on ne fait souvent qu'irriter le périoste qui réagit par de nouvelles ossifications. Celles-ci s'organisent pendant la période d'immobilisation consécutive et soudent plus ou moins complètement les surfaces osseuses.

Pendant les cinq ou six mois qui suivent le traumatisme, tout traitement chirurgical nous paraît généralement contre-indiqué. Quelquefois même au bout de ce délai, si l'enfant a été mobilisé et souffre encore, il est bon de temporiser et de laisser s'écouler une période de repos de un ou deux mois.

Cette abstention voulue ne va pas sans susciter, en pratique, de grosses difficultés qui nous paraissent pouvoir se résoudre de la façon suivante.

Un enfant se présente à la troisième ou quatrième semaine. Sa fracture n'est pas réduite, il souffre, il a des ossifications exubérantes. Que faut-il faire ? On doit évidemment s'abstenir de toute intervention sanglante. Une radiographie renseignera sur l'importance du déplacement et sur les dangers qui peuvent résulter de la consolidation. Il est indiqué de tenter alors sous anesthésie une reposition des fragments. Il est bien rare qu'on puisse l'obtenir très exacte. On ne fera souvent que corriger partiellement le déplacement. Mais on devra, faute de mieux, se contenter d'une réduction approximative, puis immobiliser le coude dans l'attitude qui paraîtra préférable. Les chances d'une bonne guérison sont minimes ; mais on avisera ultérieurement à rémédier au mauvais résultat fonctionnel.

Quelquefois le petit malade vient se montrer à une date plus éloignée, au troisième ou quatrième mois. La consolidation est achevée. On ne peut plus songer à corriger les déplacements qui existent.

Comme dans le cas précédent, on s'abstiendra de tout traitement chirurgical, dont les résultats seraient forcément incomplets ou désastreux. Il est trop tôt pour agir. Si l'enfant souffre encore, on l'immobilisera et ce n'est pas avant le cinquième ou sixième mois qu'on recourra à l'intervention sanglante.

B. *Complications nerveuses.* — La conduite que nous préconisons dans les fractures vicieusement consolidées doit cependant être modifiée en présence de complications nerveuses.

Quelques-unes sont précoces. Elles résultent d'une contusion simple du nerf. Elles guérissent spontanément et nécessitent seulement une surveillance attentive. Nous ne parlons pas, évidemment, des cas de sections nerveuses. Ils sont exceptionnels ; ils justifient une intervention aussi précoce que possible rendue nécessaire par la persistance sans modification de troubles moteurs et sensitifs très accentués.

Les paralysies tardives sont à la fois plus fréquentes et plus intéressantes. Elles compliquent les fractures non réduites et relèvent ou bien de l'irritation du nerf par un cal exubérant, ou bien de sa compression par un fragment. Dans le premier cas, la régression spontanée peut s'observer en même temps que se résorbe le cal. Dans le second cas, il faut libérer le nerf, sinon les symptômes s'accusent et la paralysie devient définitive.

En pratique, on n'interviendra jamais d'emblée sur la seule constatation des accidents nerveux. Il faut attacher une grosse importance à leur évolution. S'ils manifestent une tendance spontanée à régresser, on a toutes chances de penser que l'atteinte du nerf est légère, on peut espérer la guérison. Les deux cas de complications nerveuses que nous avons observés ont été des paralysies transitoires qui n'ont pas nécessité une intervention.

Il faut se garder cependant de toujours temporiser. Si les symptômes nerveux persistent sans modification appréciable après quinze jours ou trois semaines, et s'il s'agit d'une fracture non réduite, on a toutes chances de soupçonner l'action irritative exercée sur le tronc nerveux par un fragment déplacé. Il faut intervenir sous peine de voir s'installer des lésions irréparables. Nous considérons que l'apparition de troubles nerveux et surtout leur persistance sans amélioration pendant une période de trois semaines environ sont des raisons de déroger à la règle générale qui veut qu'on intervienne très tardivement dans les fractures vicieusement consolidées.

Les procédés opératoires sont trop connus pour que nous insistions. Il faut libérer le nerf, compris souvent dans une gaine fibreuse et réduit quelquefois à un cordon de tout petit volume, respecter au maximum sa continuité, en cas de rupture suturer ses deux extrémités. Il faut surtout supprimer tout obstacle qui tiraille ou comprime le nerf : saillie anormale d'un fragment ou bien ossification exubérante. Souvent il faut faire plus et protéger le tronc nerveux contre les atteintes qui peuvent résulter de la formation secondaire d'ossifications périostiques. Dans ce but on a proposé d'interposer entre le nerf et les surfaces osseuses voisines, une lamelle de tissu musculaire.

Si l'intervention n'est pas tardive, les résultats en sont excellents. Le retour des fonctions nerveuses s'annonce par la disparition rapide des troubles sensitifs. Les troubles moteurs cèdent ensuite progressivement et la guérison complète s'obtient à échéance plus ou moins éloignée. Les insuccès sont toujours la conséquence d'une temporisation trop longue. Malgré tout, après plusieurs mois, des guérisons complètes peuvent être obtenues par la libération du nerf dans des cas où les symptômes de paralysie existaient depuis longtemps et paraissaient ne pas devoir bénéficier d'une intervention.

STATISTIQUE DES FRACTURES DU COUDE QUE NOUS AVONS TRAITÉES DE JANVIER 1905 A JUIN 1908.

72 fractures récentes ou tardives comprenant :

- 39 fractures sus-condyliennes.
- 15 — du condyle externe.
- 13 — de l'épitrochlée.
- 2 — du condyle interne.
- 3 — du col radial.

RÉSULTATS FONCTIONNELS NOTÉS APRÈS GUÉRISON [1]

1° FRACTURES SUS-CONDYLIENNES

25 fractures récentes.

(a) 23 traitées par la réduction non sanglante.

11 résultats parfaits (intégrité de tous les mouvements).

6 résultats bons (flexion et extension presque complètes).

5 résultats passables (flexion dépassant sensiblement l'angle droit, extension plus ou moins limitée).

1 résultat mauvais (fracture dont la réduction a été très pénible, obtenue seulement à la deuxième tentative. — Flexion limitée à l'angle droit).

---

1. Quelques-unes de nos fractures tardives ont donné des résultats très bons, bons ou satisfaisants. Il s'agissait alors de fractures sans déplacement, ou de fractures que nous avons pu réduire secondairement de façon satisfaisante.

(b) 2 traitées par la reposition sanglante d'emblée (1 cas
d'engrènement des fragments et 1 cas de bascule du fragment inférieur derrière la diaphyse).
2 résultats bons.

14 fractures tardives.

(a) 6 traitées par l'immobilisation avec ou sans tentatives de réduction.

1 résultat très bon (fracture datant de 3 semaines,
très . mobilisée. — Résorption spontanée
d'un ostéome exubérant).

1 résultat passable (flexion dépassant un peu
l'angle droit).

4 résultats mauvais (on a très peu gagné comme
amplitude de mouvements).

(b) 8 traitées par l'intervention sanglante tardive.

1 reposition sanglante après 3 semaines.

1 résultat passable.

5 résections humérales (entre 3 semaines et
3 mois).

1 résultat satisfaisant.

4 — mauvais.

1 mort opératoire par septicémie.

2 résections humérales (faites respectivement
8 mois et 4 ans après le traumatisme).

2 résultats bons.

2° FRACTURES DU CONDYLE EXTERNE

6 fractures récentes.

(a) 5 traitées par la réduction non sanglante.

2 résultats très bons.

3 résultats bons.

(b) 1 traitée par la reposition sanglante d'emblée.

1 résultat très bon.

9 fractures tardives.

(a) 7 traitées par l'immobilisation avec ou sans tentatives de réduction.

1 résultat très bon.
2 — bons.
1 — passable.
3 — mauvais.

(b) 2 traitées par l'intervention sanglante tardive.

1 résultat très bon (ablation du condyle qui ne gênait pas les mouvements mais menaçait de perforer la peau).

1 résultat mauvais (fracture guérie avec ankylose complète traitée par la résection humérale. — Ankylose après l'intervention).

3° FRACTURES DE L'ÉPITROCHLÉE

6 fractures récentes (réduction non sanglante).

3 résultats très bons.
3 — bons.

7 fractures tardives.

(a) 5 traitées par l'immobilisation avec ou sans tentatives de réduction.

2 résultats bons.
2 — passables.
1 — mauvais.

(b) 2 traitées par l'intervention sanglante tardive (une interposition articulaire et une soudure de l'épitrochlée au contact de l'interligne articulaire).

2 résultats très bons (excision du fragment).

4° FRACTURES DU CONDYLE INTERNE

(a) 1 fracture récente traitée par la réduction non sanglante.

1 résultat satisfaisant.

(b) 1 fracture traitée par l'intervention sanglante précoce (ablation du fragment irréductible par rotation).

1 résultat bon.

5° FRACTURES DU COL RADIAL

3 fractures récentes traitées par la réduction non sanglante.

2 résultats très bons.

1 — bon.

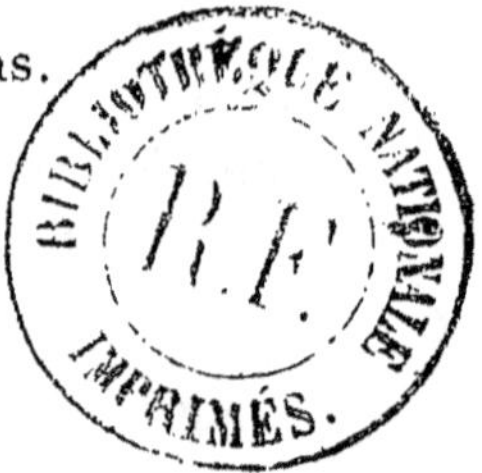

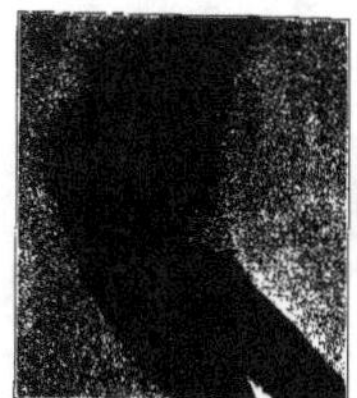

Figure 56. — Exemple d'une fracture sus-condylienne classique ayant subi des manœuvres de réduction qui ont eu pour résultat de transporter en avant de la diaphyse le fragment diaphyso-épiphysaire. Fausse fracture par flexion.

Figure 57. — Fracture sus-condylienne classique à déplacement postérieur.

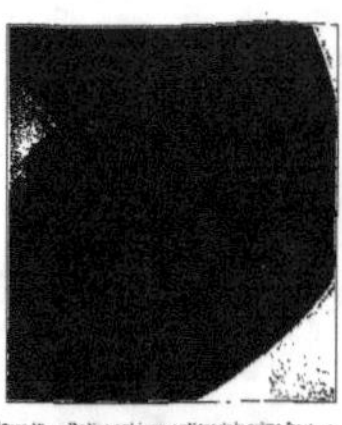

Figure 58. — Radiographie sous plâtre de la même fracture, après une première tentative de réduction dont le résultat est imparfait (réduction incomplète du fragment inférieur qui compromettrait certainement le résultat fonctionnel).

Figure 59. — Radiographie sous plâtre de la même fracture après une deuxième tentative de réduction dont le résultat est cette fois satisfaisant.

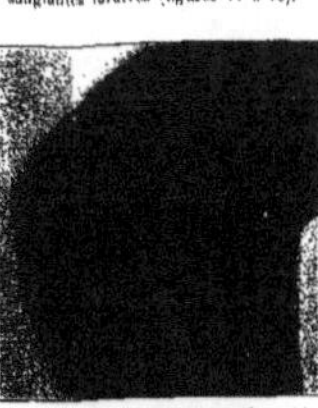

Figure 60. — Fracture sus-condylienne ancienne vicieusement consolidée: déplacement total du fragment inférieur soudé en arrière de la diaphyse; hiatus antérieur très accentué. — Cette fracture n'est pas justiciable de l'ablation simple du butoir diaphysaire qui compromettrait la solidité du membre. Elle nécessite une reposition sanglante ou la résection du fragment inférieur (intervention renvoyée à une date ultérieure à cause de la date trop récente de la fracture).

Figure 61. — Fracture sus-condylienne récente (trait de fracture un peu haut placé). Irréductibilité absolue par engrènement des fragments.

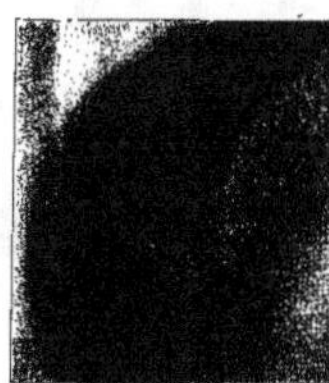

Figure 62. — La même fracture après reposition sanglante des fragments, sans suture osseuse (boucles Lorayssens). Le résultat fonctionnel a été parfait. Intégrité de tous les mouvements.

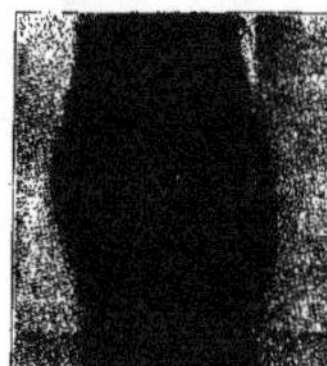

Figure 63. — Fracture du condyle externe irréductible par rotation à 90° du fragment condylien (voir radiographie faite après le traumatisme, planche III, fig. 29). A bénéficié d'une reposition sanglante huit jours après la fracture. Résultats fonctionnels excellents (la radiographie a été faite un an et demi après l'intervention).

Figure 64. — Enfant de 7 ans dont la radiographie est représentée fig. 63. Photographie dans l'extension complète du coude, un an et demi après l'intervention.

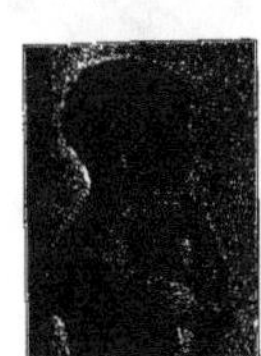

Figure 65. — Le même, dans la flexion complète du coude.

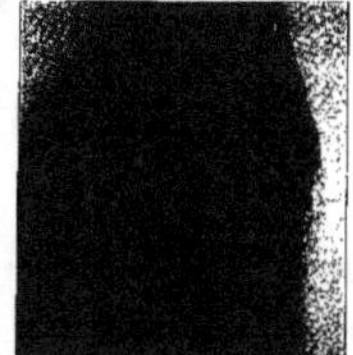

Figure 66. — Fracture du condyle interne irréductible par bascule du fragment (voir radiographie après le traumatisme, planche III, fig. 30), traitée au 9e jour par l'ablation du fragment condylien interne. Radiographie trois ans après l'intervention. Résultat fonctionnel très satisfaisant.

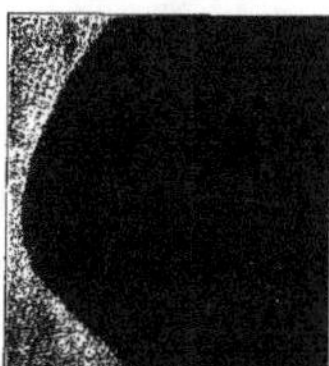

Figure 67. — La même fracture de profil, trois ans après l'intervention.

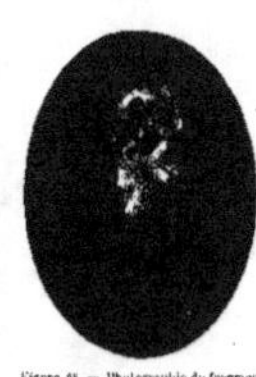

Figure 68. — Photographie du fragment condylien interne enlevé.

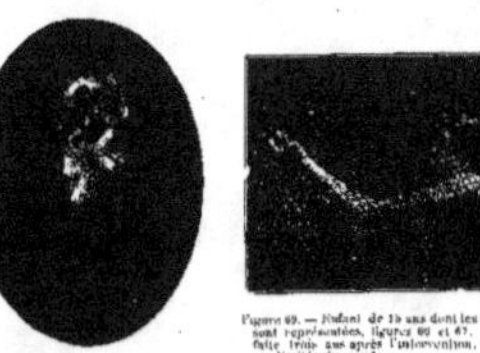

Figure 69. — Enfant de 15 ans dont les radiographies sont représentées figures 66 et 67. Photographie faite trois ans après l'intervention. Extension un peu limitée du coude.

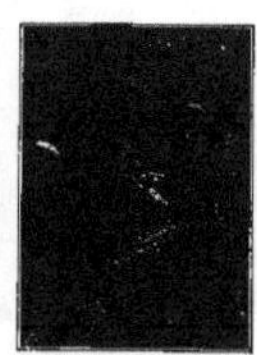

Figure 70. — Le même, dans la flexion du coude. Flexion complète.

Figure 71. — Interposition articulaire de l'épitrochlée (est déjà représentée fig. 34, planche III). Malade au 15e jour de la fracture. Coude immobilisé à 120°. Guérison complète par ablation du fragment épitrochléen. Fonctionnement articulaire parfait.

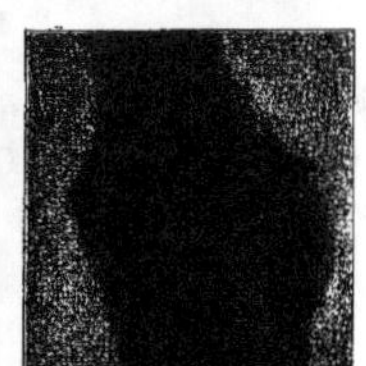

Figure 72. — Fracture du condyle externe guérie avec persistance d'un déplacement total du fragment en dehors, sans limitation grave des mouvements. Intervention faite tardivement pour corriger la déformation et surtout éviter l'ulcération menaçante de la peau par le fragment.

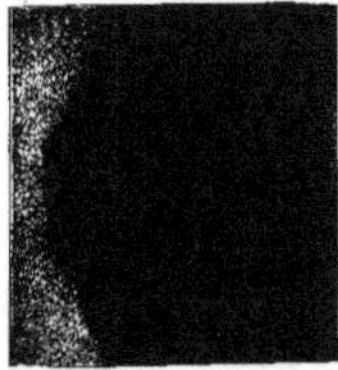

Fig. 73. Fig. 74.

Figures 73 et 74. — Fracture sus-condylienne datant de deux mois, mobilisée par un rebouteur, et ayant subi des manœuvres de réduction qui ont eu pour résultat de transporter le fragment inférieur en avant de la diaphyse. Ankylose complète du coude.

Fig. 75. Fig. 76.

Figures 75 et 76. — La même fracture, après une résection du fragment inférieur, deux mois après le traumatisme. Le résultat fonctionnel est mauvais; l'enfant a récupéré, 8 mois après, des mouvements ne dépassant pas une amplitude de 20° autour de l'angle droit. La cause en est aux ossifications périostiques siégeant autour de l'articulation. — Cet exemple démontre la nécessité de ne pas intervenir dans la période intermédiaire de consolidation de la fracture, surtout s'il y a eu précédemment des manœuvres brutales de mobilisation.

TABLE DES MATIÈRES

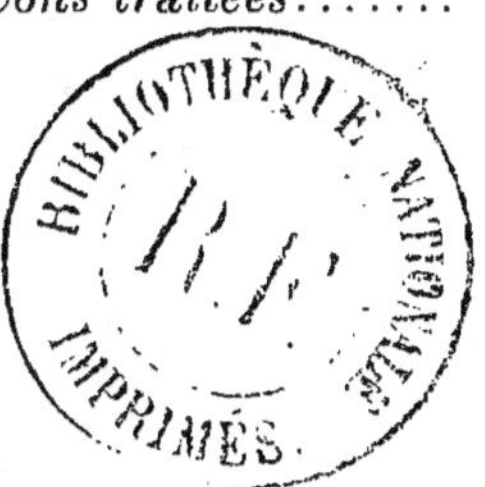

MACON, PROTAT FRÈRES, IMPRIMEURS.